王幸福临证心悟系列

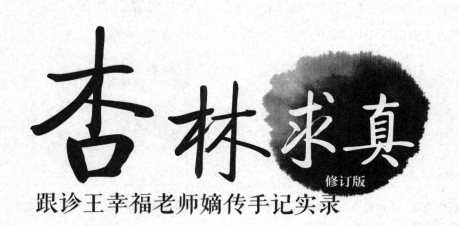

杏林求真

修订版

跟诊王幸福老师嫡传手记实录

李中文 整理　王幸福 审阅

中国科学技术出版社

北　京

图书在版编目（CIP）数据

杏林求真：跟诊王幸福老师嫡传手记实录 / 李中文
编著. 一北京：中国科学技术出版社，2017.1（2025.6 重印）
ISBN 978-7-5046-7307-7

Ⅰ. ①杏… Ⅱ. ①李… Ⅲ. ①中医临床—经验—中国
—现代 Ⅳ. ① R249.7

中国版本图书馆 CIP 数据核字（2016）第 283638 号

策划编辑	焦健姿	王久红
责任编辑	焦健姿	王久红
装帧设计	华图文轩	
责任校对	龚利霞	
责任印制	徐 飞	

出　　版	中国科学技术出版社
发　　行	中国科学技术出版社有限公司
地　　址	北京市海淀区中关村南大街 16 号
邮　　编	100081
发行电话	010-62173865
传　　真	010-62173081
网　　址	http://www.cspbooks.com.cn

开　　本	720mm×1000mm　1/16
字　　数	249 千字
印　　张	14
版　　次	2018 年 7 月第 1 版
印　　次	2025 年 6 月第 8 次印刷
印刷公司	北京博海升彩色印刷有限公司
书　　号	ISBN 978-7-5046-7307-7/ R・1949
定　　价	35.00 元

作者简介

李中文，副主任医师。毕业于黑龙江省中医学院，著名中医男科专家陈武山关门弟子。2011年拜著名中医临床家王幸福先生为师，并成为其学术继承人。自习医以来，多次到北京、上海、成都等地寻访名医大家，拜师学艺，获得真传。临床擅治男性性功能障碍、无精、少精、不育，对女性子宫肌瘤、子宫内膜异位症、高泌乳综合征具有独特的治疗经验。尤其是经过20多年研究"三阶段四联疗法"治疗多囊卵巢综合征及不孕症取得了非常可靠的治疗效果。

王幸福（网名古道瘦马），中医世家，祖籍河南，飘零豫陕，落叶西安。16岁起随祖父习医，诵读岐黄，18岁始悬壶农村，独自行医，中途泛览诸子百家，研治各种病证，亦医亦官，晚年摒弃其他爱好，专心治学于中医。一贯奉行读万卷医书，治万计病患。崇尚大道至简，效法仲景；鄙视装神弄鬼，故弄玄虚。一生无可炫耀之光环，亦无可挟之技，仅治过数万例病者，借古文卖油翁一言自我评价，"无他，但手熟尔"。出版临证心悟文集四部——《杏林薪传》《医灯续传》《杏林求真》《用药传奇》。

内容提要

◇ 本书是中医原创畅销丛书——《王幸福临证心悟系列丛书》的第三分册，由跟诊先生多年的嫡传弟子根据其多年学习手记实录整理而来。

◇ 全书分效验灵方、医案解读、用药真谛、辨证精华和医话启迪五个方面，阐述先生数十年行医之心法。

◇ 配有大量极具借鉴意义的医案，条分缕析行医心法及临证思路。

◇ 延续《杏林薪传》《医灯续传》写作风格，文字简洁质朴，医案真实可信，理法方药兼备。

◇ 是广大中医师及中医爱好者研习中医的上佳读物。

代 序

古道瘦马——记恩师王幸福先生

认识恩师还是从网上开始的。几年前，我在浏览中医网站学习时，偶然读到古道瘦马的文章，其文简洁质朴，不尚空谈；其所谈医术实用、可靠，使人耳目一新，令人神往。

后来经多方寻访知悉，这就是中医临床家王幸福先生。之后连续读了先生所著的《杏林薪传》《医灯续传》两书，被先生的文采和医术深深打动，佩服至甚，于是开始私淑老师，在未得到先生亲授时，临床技艺就突飞猛进。遂立志投奔先生，拜师学艺。

我在外学习多年，足迹踏遍京城内外、大江南北，寻访高师名家，既有成功，亦有辛酸，深知个中滋味。此次拜师，不知先生应否。于是未曾谋面，先与先生网上沟通，直至先生了解到我学志弥坚，敦厚诚实，基础尚可，决定收我为徒。恩师的应允，使我兴奋得几夜无法入眠。

几年跟师学艺，我深深了解到先生是我遇到的最和善的长者，也是最不保守经验技术的老师。我不但学到了老师的经验和技术，更看到了老师的崇高人品。

读 书

先生出身于中医世家，早年受教于祖父，启蒙医学知识。一生博览群书，不仅熟读医典，子史文集无有不涉。读书坚持独立思考，唯用是举。尤其在关乎人命生死的医学上，下功尤甚，着力尤深。师曰：只有书读百遍，才能其义自见。《伤寒论》《金匮要略》《备急千金要方》《温病条辨》等医学经典，几乎年年重读，温故知新。先生最爱读、读得最多的是古今名老中医医话和医案。

常曰：我不是医学家，只是一个能治病的临床医家。极重研究医术，谦虚之至。

生读书丰富且深，但从不盲从，坚持实践第一。书上的东西不经过临床验证有效，一概摈弃。一切唯临床有效是举。不迷信名人大家、国医圣手。不拘于一家一派，经方、时方、验方、偏方、单方，唯效是举。常自称是个"治病不讲理"的中医；愿做"杂家"，不做"专家"，愿做"效医"，不做"名医"。先生崇尚读万卷书，治万例病，博涉知病，多诊识脉，屡用达药。由于坚持实践第一，疗效为上，故治病多有效验，病人较多，口碑甚好。

学　术

先生在学术上独尊经典法理，用方成套，多而不乱，用药偏重，胆大心细，独树一帜，出奇制胜。经常读恩师文章的读者可以看到这个风格。地黄、白术动辄几百克，半夏一用也是上百克，家常便饭，屡见不鲜，常常是一剂知，二剂已，令人赞叹不止。曾亲眼看到先生治一失眠多年的老者，初诊就开出一剂地黄500克，患者当晚服后就熟睡5个小时，令人惊叹不已。一3个月幼儿胆道闭锁术后，黄疸指数高居不下，老师用茵陈蒿汤加减，其中茵陈直接就用60克，1周后黄疸就大幅降低，真是艺高人胆大。如不是亲眼所见，必不敢相信。

常见先生对于复杂重病多方合用，大方复进。先生常说，对于大病顽证，一定要敢于重拳出击，才能取得卓效；对于复杂之证，一定要学会多路合击，十面埋伏法。只有这样才能取得好的效果。这种方看起来乱，实际上一点不乱，方中有方，方中套方，面面照顾，有条不紊。此乃千金要方之法。曾见先生治一60岁老妇，患更年期综合征近10年不愈，症状繁多，令医无处下手，但见老师驾轻就熟起手就开出了二仙汤、二至丸、百合地黄汤、生脉散、甘麦大枣汤、桂枝龙牡汤之合方，纯粹一锅混沌汤、大杂烩，我们看后直摇头。老师见之，莞尔一笑。1周后

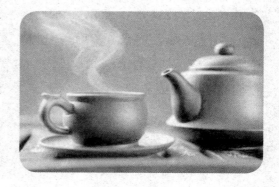

病人复诊，进门就夸先生真神，药一吃，心烦、焦躁、失眠、心悸等证大幅减少。吃了这么多年的药都没你的药好，有效！疗效之快，令人叹服。

先生常说，在用药上要大胆假设，小心求证，亦步亦趋，逐渐到量。即胆大心细，经验为基。他用药之大量不是随意大胆，而是有着丰富的实践经验做基础的。

待 人

在对待病人方面，老师也是出名的好人，治病不分贫富、贵贱、老幼，一概平等，和气友善，四诊详细，认真负责，讲解到位，不欺不诈。对于外地来诊的病人，个别经济拮据的，常免诊费，送方赠药，深受患者爱戴。

对于求师学艺者，是有教无类，无私传授。我跟师期间，经常遇到全国各地的求学拜访者，老师从不拒绝，都是热情对待，倾心讲授，生怕学生不理解。其精神在当前金钱至上的环境下实为少见，难能可贵。不得不令人赞叹老师的人品。遗憾的是由于年龄和志趣的情况，老师已准备歇诊停业，游历山水，以后有可能只从事少量的经验传承活动。

闲话不再赘述。对于此书的编撰，先生要求内容上尽量不与《杏林薪传》《医灯续传》两书重复，故内容相对略少，但是治学思想、用药思路乃一脉相承、不容有变。本书是笔者根据多年跟诊先生的实录手记整理，内容包括先生亲诊的大量具体案例及其临证用药体悟，兹以为弥足珍贵，不愿私藏，得恩师应允，付梓广布。希望对有志于岐黄之道的同仁们有所帮助或启迪。

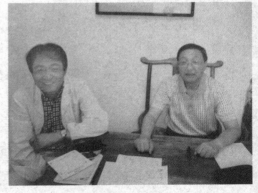

★ 笔者（左）与王幸福老师（右）合影

李中文
癸巳年写于大庆

杏林求真
跟诊王幸福老师嫡传实录

| 效验灵方 | 医案解读 | 用药真谛 | 辨证精华 | 医话启迪 | ··· |

001　第一讲　效验灵方

　　千方易得，一效难求。大浪淘沙方显良方之真迹。本讲记录的是老师几十年中读万卷书、治数万例病得到的效验灵方，其取舍标准为"非验不录，非灵不取"，且方方皆有出处，案案皆有验证。只要你一卷在手，心领神会，就会取得满意疗效。

081　第二讲　医案解读

医案，是医学的第一手资料，也是行医的真实写照。本讲既采撷了先生学习名家医案的经验，也公布了先生自己治病的部分医案，并自解自析，传教于人。值得一读。

107　第三讲　用药真谛

为医之事，识药为第一要务。就像打仗要有武器一样，药物就是医者治病的兵刃。本讲讲述学习古今名老中医治病用药的经验，并且全部经过亲自重复验证，临床有效，可资借鉴。

163　第四讲　辨证精华

　　中医治病，若想取得好的效果，就必须要有高超的技术，这高超的技术首先就体现在辨证上。技术越好，辨证就愈精。本讲主要展示了先生博学多才、汇集众多名家辨证之学，以及运用于临床的经验，令人茅塞顿开。只要掌握本讲的技艺，你就会觉得成竹在胸，一目了然。言医易耳！

183　第五讲　医话启迪

　　一名医生最得意、最拿手的医技，一般要公布出来，传播于世，都会以医话的形式告之于众。此点学医最为珍重。本讲就是先生比较欣赏的部分名医医话摘抄，并附有自己实践的体会与认识，有绝佳的启示之功。

第一讲　效验灵方

　　千方易得，一效难求。大浪淘沙方显良方之真迹。本讲记录的是老师几十年中读万卷书、治数万例病得到的效验灵方，其取舍标准为"非验不录，非灵不取"，且方方皆有出处，案案皆有验证。只要你一卷在手，心领神会，就会取得满意疗效。

治疗胸腔积液专方

　　[主方] 生香附15g，旋覆花15g，广陈皮12g，生半夏15g，茯苓30g，生薏苡仁30g，葶苈子20g，白芥子12g，生黄芩15g，紫丹参20g，生姜3片，大枣4枚。注：倒取药汁时，必须用纱布过滤。

　　[歌诀]

　　　　胸液难消胸膜炎，半夏薏香生药先；
　　　　陈旋苓芥葶苈子，姜枣丹参芩共煎。

　　[主治] 悬饮（渗出性胸膜炎、胸腔积液难消者）。
　　[功效] 苦辛开络，健脾涤饮。
　　结核性胸膜炎、胸腔积液属中医"悬饮"之类。治疗时主方为十枣汤，因药力猛峻，不良反应大，长期以来医家不敢轻用，病家亦难接受，是为弊端。本人仿《温病条辨》"苦辛淡合，芳香开络法"，取香附旋覆花汤加减之，拟订开络涤饮煎。重症可配服香戟胶囊[大戟40g（醋炒）、木香10g，研至细粉，装0号胶囊，每粒含净药0～42g]，服法：初服2粒、4粒、6粒递增，退后酌减：6粒、4粒、2粒递减至停（慢性胃炎、溃疡病患者慎服，孕妇忌服），同样具有破癖逐饮、消坚行水的作用，服药全过程很少出现胃肠道不良反应。使病人的水饮不知不觉地消于无形之中，且能控制渗出。

方中香附生用是保全其辛燥化湿，行气开结的固有疗效，用以加大推动旋覆花消痰、下气、通络、行水的力度。旋覆花、葶苈子、香戟胶囊等均为性猛耗气，味恶伤正之品，遵循"衰其半而止……"的准则，当胸腔积液显著消退后，酌情减量，或用旋覆花全草——金沸草，加大剂量，比较稳妥。临证接诊此病，一般已是用大量抗结核（抗痨）药或胸腔穿刺抽液的经治病例。

其一，胸腔积液不多，但难以消除者；其二，胸腔积液泛滥每抽每渗者；其三，少量胸腔积液或包裹性积液久久不能吸收者。

一般10～20剂，每见奇功。不过，包裹性积液，非常顽固，必须配服水蛭胶囊，方见消水散结之功。（张琼林，张善堂《临证碎金录》）

古道瘦马体悟

此方是治疗胸膜炎及积水的有效方，最初是温病学家吴鞠通创制的，上方是张琼林先生以此方为主进行加减而成，四川名老中医余国俊先生亦是运用吴氏方的高手，余氏师徒两代运用此方治疗悬饮也是屡取佳效。我临床运用治疗多例结核性胸膜炎胸腔积液全部治愈。

我曾治一中年男子，汪姓，系三轮车夫，以右侧胸胁掣痛求诊于我，我先以柴胡疏肝散合活络效灵丹治之15天不效，经仔细问诊，得知还有微咳症，乏力。感觉应是肺病，令其到医院拍个X线胸片再治。结果证实，为肺结核性胸腔积液引起的悬饮证，于是改方为香附旋覆花汤加减，治疗1个月，痊愈，右胸胁不再疼痛。

上方张琼林先生说：倒取药汁时，必须用纱布过滤。是因为旋覆花有纤维毛，滤不净易刺激咽喉，引起呕吐，此点不可不注意。还有一点要补充的是运用此方的关键处：吴鞠通认为此种胁痛，即《金匮要略》水在肝而用十枣汤之证。因其为患尚轻，仅用香附旋覆花汤涤饮通络即可。为了准确无误地使用本方，最关键的是要掌握这种胁痛的特征——掣痛。注意不是胀痛、刺痛或隐痛，而是牵掣作痛。即体位固定时不痛或仅微痛，一旦移动体位，如翻身、转侧、俯仰、走路等便牵掣疼痛不已。一方有一证，一证有一方，方证对应才能取效。这一点尤为重要，故识证为先，否则方再好，不对证也枉然。

 ## 期前收缩心悸平抑方

[主方] 黄芪150g，生地黄120g，桂枝12g，炙甘草12g，甘松15g。

[主治] 期前收缩（早搏），属中医"心悸"范畴。

方取炙甘草汤意。黄芪与生地黄同用，黄芪甘温，益气升阳，如雨时上升之阳气，生地黄甘寒滋阴，如将雨时四合之阴云，二药并用，阳升阴应，云行雨施，气充阴足，脉道通利，期前收缩安存矣；桂枝、甘草名桂枝甘草汤，辛甘化阳，通阳复脉；本病患者多精神紧张，思虑过度，佐甘松芳香以开郁结。现代药理研究也证实，生地黄、甘松皆有调整心律的作用。诸药配伍，酌情化裁，可用于各种原因引起的心律失常，如心动过速加紫石英30g，茯苓18g；心动过缓加熟附子15g，红参9g。大剂量应用黄芪，有时可出现脉搏散乱，歇止无定，病情似有加剧之势，此乃气充阴足而脉道盈满通利之兆，无需多虑。（《张志远临证七十年碎金录》）

古道瘦马体悟

张志远先生这首方子治疗中医的"心悸""怔忡"症疗效很好。此方来源于张仲景的炙甘草汤方，张老经过化裁，提出其中的生地黄，加入黄芪，药简方效，运用临床不亚于炙甘草汤方，且好掌握，无不良反应。

我在临床上治疗心悸一证过去习用炙甘草汤方，由于其中药味较多，且生地黄一味就达250g，用起来很不方便。自从学习了张志远先生的这首益气复脉汤，运用于临床屡收佳效。

曾治一妇女，年近50岁，胸闷气短，轰热汗出，心烦多梦，特别是心悸一证突出，舌淡苔薄白，脉浮濡结代，三五一停。饮食二便尚可。前医以冠心病治之，用大量活血行气通瘀之药，不效，且心悸一证越发凸显，整天惶惶不可终日，以为患了什么大病，多处求医吃药。经人介绍求治于我，乃告之易治，此乃更年期综合征兼心悸。炙甘草汤合二仙汤证。处方：生黄芪150g，生地黄120g，桂枝15g，甘草15g，甘松15g，龟甲15g，淫羊藿30g，仙茅15g，巴戟天15g，黄柏12g，知母12g，当归30g。7剂，水煎服。

复诊，心悸消除，结代脉消失。轰热汗出减少，效不更方，上方加生龙骨、生牡蛎、女贞子、墨旱莲，7剂诸症消失。(《古道瘦马医案》)

冠心病治疗效方

[主方] 瓜蒌50g，薤白30g，清半夏30g，茯神30g，枳实15g，桂枝15g，红参10g，丹参50g，檀香10g，砂仁10g，山楂30g，制龟甲15g。水煎服。

[**主治**] 痰瘀型冠心病（即高血脂高血黏型）。

此方是经方和时方的嫁接组成的，即补气，活血，化脂，行气于一体，临床运用疗效较高。

验案 余某，女，62岁。人胖面白，很富态。自诉西医诊断冠心病、高血压、高脂血症、脂肪肝。刻诊：脉浮滑有力，舌淡苔白微腻，头晕，烦躁，眠差，胸闷，气短，心口痛。尤其是劳累和生气后加重。饮食二便基本正常。在某中医研究院吃老中医药3个月无改善，观其药方，大多为活血祛瘀加虫类药。辨为胸痹痰郁证。处方：瓜蒌薤白汤加减。瓜蒌50g，薤白30g，清半夏30g，茯神30g，枳实15g，桂枝15g，丹参50g，檀香10g，砂仁10g，山楂30g，泽泻30g，生甘草15g，炙龟甲15g，淫羊藿30g。7剂，水加150ml黄酒煎服，每日3次。

1周后，复诊，诉之，心绞痛大有好转，1周仅发过2次，而且时间较短，没有服救心丸，比过去的中药有效多了，要求继续吃。效不更方，以一诊方为主，共服近2个月，心绞痛不再发作，其余症状也基本消失。后以专治高血脂、脂肪肝之胶囊善后。（《古道瘦马医案》）

古道瘦马体悟

此证属于常见病多发病，诊断无什么复杂的，我只是按中医的汤方辨证处理，有是证用是方，此乃瓜蒌薤白汤证耳。据证用方，立即见效。但是前医所犯的错误是，满脑子活血化瘀加虫类通络药，不管中医的具体证，一见冠心病、心绞痛就是活血化瘀，桃仁、红花、三七之类，用之，只能是疗效参半，碰到了血瘀证有效，非血瘀证就无效，也不知思改，中医疗效又怎么能提高呢？思之！思之！

顽固性心力衰竭妙方

[主方] 葶苈子 30 ～ 50g，丹参 10 ～ 15g，枳实 10 ～ 15g。每日 1 剂，水煎频服。

[主治] 顽固性心力衰竭。心悸胸闷，咳嗽痰多，口唇及指端发绀，气急不足以息，浮肿等症状。

[病机] 心肺气虚，痰瘀阻肺。

[功效] 清肺涤痰，强心利水。

临床工作中经常遇到一些顽固性心力衰竭病人，在总结经验的基础上，我们采用重剂葶苈大枣泻肺汤加枳实治疗心力衰竭 50 例次，总有效率为 96%。例如张某，患风湿性心瓣膜病、二尖瓣狭窄并闭锁不全。5 年前曾做二尖瓣分离术，术后心房纤颤，心悸气憋尚存，下肢浮肿，长期慢性心力衰竭。虽经许多医院治疗，病情仍不稳定，地高辛和利尿药伴随着他度过了 5 个春秋。由于长期服药，腹胀和胃痛不断加重。那天他来就诊，口唇发绀，气促不足以息，并时而咳吐泡沫状痰，心悸阵作，脉结代，苔白。心率 120 次 / 分，心音强弱不一，节律绝对不整齐，肝大肋弓下 3cm，边锐质中，下肢膝关节以下浮肿（＋＋）。诊断：慢性心力衰竭（Ⅲ度）。心脾气虚，痰浊阻肺。本着急则治其标的原则，以清肺涤痰，强心利尿为大法。以重剂葶苈大枣泻肺汤加枳实：葶苈子 50g，大枣 5 枚，枳实 15g。每日 1 剂，水煎频服，停用西药。

3 天后病员笑容满面前来复诊。言及服药后尿量明显增多，咳痰日见减少，心悸气憋减轻，下肢浮肿全消，腹胀及胃痛也有所减轻，口唇红润，苔白，脉结代。心率 96 次 / 分。守方 8 天，心力衰竭已控制。

但是，有些病员心力衰竭控制后，每易复发，究其因，乃标症已除，正气未复。本着治病求本的原则，对慢性心力衰竭和顽固性心力衰竭的治疗，尚需攻补兼施，标本同治。所以，为巩固和提高疗效，在抗心力衰竭Ⅰ号的基础上加入黄芪等药，定名为益心丸（制成颗粒者谓益心颗粒）。方中大剂量葶苈子涤痰泻肺，以使邪祛正安，百脉朝肺的功能得到恢复。黄芪、丹参合用以益气活血。枳实理气化痰，利膈宽胸，行气固脱。现代药理提示，葶苈子有明显的强心利尿作用。黄芪有强心作用，有加强正常心肌的收缩作用，使心脏收缩的振幅增大，排血量增多，对因中毒或疲劳而陷于衰竭的心脏作用更为明显。并可增强机体的免疫功能，丹参黄芪合用有协同作用，丹参使黄芪的补气强心作用更为明显，黄芪亦能增强丹参的活血化瘀作用。临床观察益心丸治疗慢性及顽固性心力衰竭疗效很好。不仅心力衰竭易于控制，而且体质恢复较快，疗效巩固。未发现不良反应，甚至有的病员连续服药4个月也未发生任何不良反应。（幸良诠《治疗心力衰竭回忆录》）

古道瘦马体悟

　　治疗心力衰竭我过去一直喜用四逆汤，或参附汤，疗效尚可。但是其中的附子一直不好把握，这其中有煎煮的问题，但是药物的质量也是一个大问题。所以，一直想找一个稳妥的办法。后有幸看到上述文章，运用于临床，结果效果很好，并在此方的基础上加入人参、蛤蚧等药，使方更为全面，且疗效更好。

　　曾治一例老年性顽固心力衰竭取得成功。常氏，女，76岁。住院，刻诊：胸憋，气短，端坐，不能平躺，微咳，少量泡沫痰，下肢浮肿，小便量少。西医用药，毛花苷C、硝普钠、呋塞米等一系列药，现仍然无法改变现状，只得下病危通知单。我接诊后，除上述症状仍存在外，了解到患者还兼有糖尿病、高血压、肺气肿，脉滑数有力，舌微红，苔白腻，面黄浮肿，胃痛，呕吐，小便极少，呼吸上气不接下气。中医辨证肺气郁滞，痰停肺阻，西医诊断严重心力衰竭。

　　处方葶苈大枣泻肺汤加减：高丽参20g，蛤蚧2对，葶苈子50g，麦冬30g，五味子15g，炙麻黄10g，大枣10枚。1剂，水煎服，1天多次服完。

　　第2天复诊，喘息已轻，一夜尿量增加到1900ml，大便1次。但是仍感到内心发热，烦躁，出汗较多，效不更方，上方继续加减：高丽参1支（约20g），蛤蚧2对，生黄芪100g，葶苈子60g，茯苓60g，桂枝15g，肉桂6g，麦冬50g，五味子15g，制附子10g，生甘草15g，大枣10g。1剂，水煎服，一天一夜分多次服下。

　　第3天再诊，心力衰竭得到纠正，已不喘憋，呼吸顺畅，当天上午大便3次，小便近3000ml，腿已消肿。转方，四君子汤合生脉散加五苓散，从此心力衰竭得到彻底纠正，转入坦途。（《古道瘦马医案》）

　　此案治疗所以成功，关键在于中医及时介入，西医无力时，补入中医，启用经方葶苈大枣汤，一举挽回颓势。该案西医称为严重心力衰竭，相当于中医的饮血郁积于肺，导致左心心力衰竭，后引起右心心力衰竭，这时要及时按中医的急则治其标的原则处理，泻肺水，强心利尿。实践证明，西医呋塞米之类解决不了时，中医还是大有作为。

　　该案中，葶苈大枣汤强心利水，生脉散护阴益气，蛤蚧大量培补肺肾，麻黄平喘（见效就停，以免耗气阴，该案一诊后多汗就有此虑），制附子、桂枝、甘草加强恢复阳气，气行则水行。

　　在治疗此患者的同时，我还电话指导治疗一例广东82岁男患者，心力衰竭，浮肿，也是用上法，2剂喘平。疗效之高，不次于西医，所以望中医人士，不要妄自菲薄，要坚信中医治病是可靠的，是经得起检验的。

顽固失眠立效方

　　[主方] 地黄180～500g，肉桂5～10g。

　　[主治] 顽固性失眠。

[使用方法] 取地黄180～500g，加适量的凉水煎煮，煎药时，不用泡，直接煮就是了。先把地黄放到砂锅里，加水，以水漫过药物2横指（一般的是1横指，因为这里只有一味药，故而，可以加水多点）为度，放在火上煎煮，火力不要太大，中等就成；等水烧开后10分钟的时候，给锅里放肉桂5～10g，再煎煮10分钟，关火，滤出药液；再加适量的凉水，煎煮至水开后10分钟，把药液滤出，和第一次煎煮的药液混合。晚上临睡前30分钟顿服，也就是1次把2次煎煮的药液喝完。

[注意事项] ①失眠病人，如果舌质发红的，处方中的地黄需用生地黄；如果舌质不发红的，则需用熟地黄。②失眠轻的病人，处方用量为地黄180g，肉桂5g；失眠特别重的病人，处方用量为地黄500g，肉桂10g。③胃不和而夜不安，有人煎煮时加水太多，以致煎煮之后的药液太多，一次性喝完，胃有点胀，这时不但不能治失眠，反而有可能会导致失眠加重，所以，煎煮时需加水量要少，或是煎煮之后把滤出的药液再在药锅里熬一会儿，蒸发一下水分。④用药之后大便质稀，颜色发黑，这是正常的用药反应，停药之后大便即可恢复正常。

此方是我从姬领会中医师那里学习的，据姬医师说他是从《陕西中医函授》1992年第2期第4页上看到的一个病例中借鉴来的。该文谈到：一中医治疗刘某失眠，月余目不交睫，疲惫烦躁欲死，百治罔效，投以熟地黄500g，肉桂6g，服后酣睡如雷，而病如失。后运用临床收到好的效果，并举例示之。

有一病人，是3天前看病后复诊的，女性，63岁，因为严重失眠才来看的。失眠近1年，白天不困，晚上不睡，心烦得不成。听了别人推荐，来到我的门诊，我看了舌头稍红，苔薄白，脉数稍虚。询问之后，病人还有严重的膝关节炎，变天就痛得厉害。我说，先给你治疗失眠吧，关节疼痛，你可以用白酒泡辣椒外用试试。于是，处方：生地黄180g，白芍30g，肉桂（后下）10g。3剂。嘱咐每天晚上熬药，连续熬2次，合在一起，临睡前一次服完，这就是中医上说的顿服。由于病人有心烦、易生气的情况，故而，加上白芍来滋阴养肝，以缓解这个症状。

第2天患者过来说，晚上9点上床，好像11点半才睡，不过，早上4点多才起来，睡得好香啊。呵呵，睡觉香真是福啊。于是，又让病人按原方再服3天之后，再号脉改处方。(《姬领会医案》)

古道瘦马体悟

看了这两则病案，我觉得很神奇。因为临床上对顽固性失眠的治疗是很棘手的。中药想要收到立竿见影，堪比西药地西泮是很困难的，此方竟有如此功效，不得不令人刮目相看。写得好，不如试一试，因为我是一个不轻易相信书本的人。于是我在临床上特别选了一例，失眠有近30年的病人，常年靠地西泮入睡，还睡不好，第2天仍乏困没精神，加之还有其他病，很是烦恼。该男，86岁，西安某军队干休所离休老干部。为了先扭转其长期失眠这个趋势，打破恶性循环，就出了这个方子。熟地黄500g(因病人常年有慢性肠炎，故不用生地黄)，肉桂10g。按照上法要求，临睡前顿服。病人因第1天晚上不保险，又加服了西药，虽说睡着了，但看不出中药的效果。故第2天要求病人不得服西药，以证药效，结果，不出意外，熟睡一晚，病人高兴万分，说中医太神奇了，要求继续用药。我在给病人服完3剂药后，改方针对病因处方继续治疗，最终收效。(《古道瘦马医案》)

另案：胥某，女，67岁，前一段时间体检查出脑部有一个小胶质瘤，认为得了不治之症，自此忧心忡忡，后发展为整天烦躁易怒，睡不着觉，后在某老中医处吃药半个多月，基本上酸枣仁一类药，仍然解决不了睡眠问题，白天黑夜无法入睡，人几乎到了精神崩溃的地步，经人介绍求诊于余，要求迅速治疗失眠问题。刻诊：人憔悴不堪，两眼圈乌青，焦急烦躁，舌红苔黄腻，脉弦滑有力，手足心发烫，小便黄，大便黏溏。辨为肝郁胆热，热扰心神。本想用黄连温胆汤，恐缓不济急，于是起用上方：生地黄500g，肉桂10g，蝉蜕25g，黄连10g。3剂，水煎，按上法要求晚上顿服。

结果当天晚上熟睡 7 个小时，3 剂服完，连睡 3 天，病人高兴万分，逢人便赞遇到了神医。我笑曰，不是神医，是神方，呵呵。后为巩固疗效，改为丹栀逍遥散合温胆汤 7 剂，彻底治愈失眠。（《古道瘦马医案》）

以后我用此方屡用屡效，此为后话。要说明的是，此方只能作为打破恶性循环之需要，起临时作用，这一点也很重要，最终还要靠辨证施治，针对病因去治疗失眠之证。此点要注意。

治疗眩晕立效方

[主方] 柴胡 10g，黄芩 10g，法夏 10g，党参 15g，甘草 5g，大枣 12g，生姜 10g，陈皮 10g，茯苓 15g，白术 15g，泽泻 15g，天麻（轧细吞服）10g，钩藤（后下）12g，菊花 10g。

[主治] 眩晕。

眩晕是常见病、多发病，有的是缠绵痼疾，根治不易。历代医家论治眩晕，有"无风不作眩""无火不作眩""无痰不作眩""无虚不作眩"等学说，虽各具道理，终是一隅之见。而现代经方大师江尔逊老先生论治眩晕，则是对上述各家学说兼收并蓄，融为一体：倡言眩晕之基本病机为风、火、痰、虚综合为患，治疗大法为祛风清火豁痰补虚面面俱到，自拟柴陈泽泻汤治之。此方实为小柴胡汤、二陈汤、泽泻汤、六君子汤之合方。其中小柴胡汤旋转少阳枢机，透达郁火，升清降浊；二陈汤化痰降气；泽泻汤涤饮利水。方中尚寓有小半夏加茯苓汤，亦可降逆化痰，涤饮止呕；又寓有六君子汤，运脾和胃以治本。加天麻、钩藤、菊花者，旨在柔润以息肝风。据大量临床病案验证，此方一般仅服 2 ~ 4 剂，多能迅速息止眩晕之急性发作，可为高效验方。

验案 患者，女，42岁。患眩晕症10余年，常因受凉、劳累、生气、失眠而发病，发时感觉天旋地转，目不敢睁，伴耳鸣、耳闭、恶心，甚则呕吐。西医诊断为梅尼埃病。发作时中西药杂用，迁延7天以上才能逐渐缓解。长则半年，短则1个月，必发无疑，右耳听力大减。5年前在江尔逊老先生处诊治，用江老自拟方柴陈泽泻汤（柴胡、黄芩、法夏、党参、白术、泽泻、茯苓、陈皮、天麻、钩藤、菊花、生姜、大枣）。仅服2剂，眩晕即止，诸症消失。患者大喜，乃索要处方，并预购药物以备急需。以后每次发病，急服此方2~3剂，不用任何西药，多能迅速息止眩晕。未发病时，遵医嘱常服香砂六君子丸、逍遥丸等。（余国俊《中医师承录——我与先师的临证思辨》）

古道瘦马体悟

眩晕一症自古以来就是难治之证，我临证多年，用过很多方子均是不惬意，于是一直留意老中医的经验，后终于得到余国俊先生传授其老师治疗眩晕的高效验方。运用于临床，疗效斐然，以一当十，实是一首好方。

眩晕一证，参考古贤论述不出3种病机，无痰不作眩，无火不作眩，无风不作眩，余师江老又添无虚不作眩，自拟柴陈泽泻汤，治于临床，效验非凡。我自学之后，运用此方，治疗眩晕如鱼得水，得心应手，现也成了我的专方之一。下举应用验案一例。

乔某，男，80岁。最近因眩晕不止，2次住院治疗，怀疑高血压、脑梗死，经西医治疗一段时间，眩晕略为减轻，仍然走路天旋地转，欲仆地。无奈，慕名从河南来陕西求治于中医。刻诊：人高魁梧，面黄，不能走动，一动就晕，欲栽倒。血压略高，该年龄亦属正常，舌淡苔白腻，脉弦滑有力，尺略显不足，饮食二便尚可，腰时有酸痛。辨为阳虚水泛，少阳郁火，清阳不升，浊阴不降。西医似梅尼埃综合征。处方：柴陈泽泻汤合真武汤。柴胡10g，黄芩10g，法夏30g，党参

15g，甘草 5g，大枣 10g，生姜 10g，陈皮 10g，茯苓 50g，苍术 15g，泽泻 70g，天麻 30g，钩藤（后下）12g，菊花 30g，制附子 10g，白芍 15g。7 剂，水煎服，每日 3 次。

1 周后复诊，眩晕基本止住，病人很是高兴，直赞中医好。效不更方，因有轻微耳聋，上方去附子、白芍加穿山甲（代）、龟甲、鳖甲、牡蛎。又 7 剂痊愈。（《古道瘦马医案》）

口苦治疗之灵方

[主方] 柴胡 10g，龙胆 10g，生牡蛎 30g。若主症为虚寒，或体质属虚寒者，龙胆宜减少至 3g 左右。

[主治] 口苦、慢性胆囊炎。

口苦的病机比较单纯，胆火上炎。大家知道，口苦是胆病主症之一，照《黄帝内经》的说法，口苦作为一种"奇病"，其病机为"胆虚气上"或"胆火上炎"。如《素问•奇病论》说："有病口苦……病名曰胆瘅。夫肝者，中之将也，取决于胆，咽为之使。此人者，数谋虑不决，故胆虚气上溢而口为之苦。"《素问•痿论》又说："肝气热则胆泄口苦。"可见口苦的继发病位在胆，而原发病位在肝。

因肝主谋虑，若"数谋虑不决"，则肝气郁结，郁久则化火，波及于胆，导致胆的功能失调，胆火上炎，或胆气上溢，则发生口苦。

我治口苦习用简裕光老中医自拟的柴胆牡蛎汤。这首专方治疗单纯性口苦的有效率大约是十之八九。

验案 1 周某，男，61岁，1985年10月5日初诊。

患者口苦约6个月，未尝介意。15天前饮酒过多，口苦加重，夜卧尤甚，

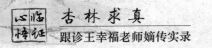

而辗转难寐。

前医曾予小柴胡汤加焦栀子、知母、夏枯草3剂，口苦稍减；又换服龙胆泻肝汤3剂，仍无显效。舌质红苔薄黄，脉弦细略数。

此为单纯性口苦，病名曰"胆瘅"。处方简裕光老中医自拟柴胆牡蛎汤加味：柴胡10g，龙胆10g，生牡蛎30g，葛根30g，生甘草6g。2剂。服头煎后约1小时，口苦大减；服完1剂，口苦消失，夜寐亦安。1个月后因饮酒啖辛辣，口苦复发，乃取上次所余之药煎服，亦尽剂而口苦消失。几年来口苦偶尔复发，均照服本方1~2剂而安。

柴胆牡蛎汤作为治疗单纯性口苦的专方，颇具"简、便、廉、验"的特色。口苦为兼症时，若将本方合入治疗主症的当用方中，则有信手拈来而独当一面的妙用。附带披露一下，此方本系简老先生治疗慢性胆囊炎的通治方，而施用于肝胆郁热型者疗效尤佳。

我治疗慢性胆囊炎，恒喜专方专药（柴胡10g，龙胆10g，生牡蛎30g）与辨证论治相结合。为何要用专方专药？一者为弥补辨证论治之足，二者确有使用专方专药的客观依据。因慢性胆囊炎的临床证候虽较复杂，但其总的病理机制，大多属于肝胆郁热，脾胃气化壅遏（常证如此，变证不在此列）。故以柴胡升发肝气（肝喜升），疏肝达郁（木郁达之）；龙胆大苦大寒，沉阴下降，泻肝胆实火（相火寄旺于肝胆，有泻无补，宜降不宜升）；生牡蛎寒咸软坚，散气火之凝结，去胁下之痞硬，而能浑融肝胆、脾胃之气化于一体。三味相伍，一升一降一和，专治肝胆之郁热，方能提高临床疗效。今试举验案数则以证之。

验案2　陈某，女，41岁，1977年5月11日初诊。患者于1974年6月患急性胆囊炎，经中西药物治疗缓解后，右上腹一直胀痛并放射至右肩胛区。自言曾连服中药43剂而痛不止，伴见胸闷拒按，咳痰成丝成块，口苦如含鱼胆，苔黄腻，脉弦滑数。

此因肝胆郁热，煎熬津液成痰，窜行肩背，阻滞胸膈。治宜升肝降胆，清热化痰。予专方专药合温胆汤、小陷胸汤加天花粉：柴胡10g，龙胆10g，生牡蛎30g，法夏、茯苓、枳实、炒瓜蒌仁各12g，竹茹10g，陈皮、甘草各6g，黄连3g，天花粉30g。服4剂痛止，诸症大减，唯右肩胛区郁滞不舒，上方加地龙10g，僵蚕15g，又服4剂，临床症状消失。一年后追访未复发。

我早年治慢性胆囊炎，未尝用专方专药，唯循辨证论治法则，分别使用疏肝理气、清胆和胃、宣化湿热、活血通络等多种治法。倘认证无差，确有效验。然终因病情变化多端，反复缠绵，难于掌握和控制。而一旦将专方专药与辨证论治相结合，就能执简驭繁，驾轻就熟，提高疗效。由此可见，辨证固然重要，辨病亦不可忽视。临证者将理论上的辨病与辨证相结合，具体落实到实践上的专方专药与辨证论治相结合，乃是提高中医诊疗水平的重要途径。（余国俊《我的中医之路》《中医师承实录》）

古道瘦马体悟

口苦一症临床上很常见，我在未看到余氏口苦专方时，常用小柴胡汤和龙胆泻肝汤解决，大多无效，少量有效。按理说病机诊断不错，用方也无大误，但就是疗效不高。于是留心专方专药，后看到简氏柴胆牡蛎汤，心中甚喜，用于临床验证，效果斐然，之后也就成为了我治疗口苦的专方。

2005年曾治一老妇，找我治疗冠心病，中医治疗稳定后，向我提出能否治疗一下口苦，说是十几年了，吃了很多药，都没有解决。我听后就用小柴胡汤合简氏柴胆牡蛎汤，5剂就解决问题，把老太太高兴得不得了。逢人就说我的医术高，把我夸得很不好意思。这哪里是我的功劳，实在是余国俊老中医大公无私贡献的秘方。据余国俊老中医介绍，该方最早是治疗慢性胆囊炎的专方，我在临床中也常运用，一般情况是合入所用之方中，如柴胡干姜汤、大柴胡汤等，都能大大提高原方治疗效果。

重度黄疸治疗方

[**主方**] 茵陈 90g，栀子 12g，大黄 10g，桃仁 12g，红花 12g，当归 12g，赤芍 30g，川芎 10g，生地黄 30g，桔梗 10g，柴胡 12g，枳壳 12g，牛膝 10g，木通 10g。水煎服，每日 1 剂，分 3 次服。

[**主治**] 重度和久瘀黄疸。

古道瘦马体悟

临床各种肝病常出现黄疸，轻者，急者一般用茵陈蒿汤（茵陈 90g，栀子 12g，大黄 10g）和黄疸立消汤（茵陈、木通、薄荷、苍耳子各 9g，高度白酒 500ml）就可以解决。但是对病重者和久病者治疗起来就不那么容易了，战机稍纵都可能导致病人很快夭折不救，故对此病症大多医生历来都是退避三舍，婉拒不治。之所以出现这种局面，还是因为没有找到治疗的有效方子。我临床多年经常遇到这种情况，面对病人绝望的哀求，心中甚为不安，只恨自己无回天之术。于是勤求古训，翻阅名家，寻找有效方药，功夫不负苦心人，终于从治肝病名家汪承柏先生处学到并受启发，以活血祛瘀，重用赤芍治疗重度黄疸，而后又看到川中名医刘方柏治疗重度黄疸用血府逐瘀汤之法，融合各家心法组成上方，运用于临床取得了显著的效果，使不少濒临死亡的病人获生。

此方实际上是茵陈蒿汤和血府逐瘀汤的合方，临床上可根据病人湿、热、瘀的不同，调整各药的用量。湿热重，即在气分时，重用茵陈蒿汤；瘀血重，即在血分时，重用血府逐瘀汤。其鉴别要点为，气分湿热小便不利，血分瘀血小便通利。下面举例示之。

验案1 刘某，女，73岁。胆管癌手术后，引起高度黄疸（总胆红素396μmol/L），西医治疗降不下来，又因年龄大，预后不良，令其出院，因不愿坐以待毙，故从千里之外，青海赴陕寻求中医治疗。刻诊：人清癯黄瘦，面灰黄，眼结膜尤甚，脉弦细滑数，舌尖边红，苔白腻。纳差，脘胀，乏困，小便不很利，大便尚可。好在精神不错，因家人未告之患有胆管癌。现家属要求先解决黄疸，而后再治疗癌症。辨为湿热郁阻，血瘀脉络。处方茵陈蒿汤合血府逐瘀汤加减：茵陈90g，栀子15g，生大黄6g，虎杖25g，桃仁12g，红花12g，当归15g，川芎12g，赤芍30g，生地黄30g，桔梗10g，怀牛膝12g，柴胡12g，枳壳18g，郁金18g，生黄芪45g，蒲公英30g，丹参30g，青皮、陈皮各15g，太子参30g，生甘草15g。15剂，水煎服，每日1剂，分3次服。

15天后，如期复诊，黄疸退净，化验胆红素16μmol/L，病人精神焕发，神采奕奕，很是高兴。现已能正常吃饭，脘腹不胀，大小便正常。黄疸已解决，又为其处方，调养身体，治疗癌症。（《古道瘦马医案》）

古道瘦马体悟

此案治疗比较顺利，一是主证单纯，二是方药对证。故见效较快。此案大多数医生都会想到用茵陈蒿汤，但用量均小，不符合张仲景原方。

[歌诀]

二两大黄十四栀，茵陈六两要先煎；
身黄尿短腹微满，一泡大尿法最灵。

这是我自己编的歌诀。其中茵陈6两是关键，1两按柯雪凡教授的考证，取整数为15g，6两就是90g。故用仲景方要遵循原意，才可取得好的疗效，这是我的体会。经常看我医案的同志，老觉得药量大，其实我是遵循柯教授的考证而定的，没有什么新意。

治疗黄疸，一般分阳黄阴黄，其实临床上还有血瘀发黄一证。此案就阳黄兼有血瘀，血瘀也可能是手术造成的，但不排除其他原因，先不管这些，只要有瘀血之症，就用祛瘀之方，有是证用是药嘛。此案血瘀之症有两点，一是手术，二是舌下静脉曲张。

验案2 付某，男，18岁，农民。2005年4月29日初诊。深度黄疸，肝区疼痛1个月。2个月前开始腹泻、腹鸣、腹痛、纳差，于当地治疗，症略减而遇冷复作。如此反复不断，迁延至1个月前出现黄疸，肝区疼痛，并逐渐加重，当地医院中西医治疗不效，遂转诊于余。

肝功能：总胆红素350.7μmol/L，直接胆红素214.0μmol/L，间接胆红素136.7μmol/L，球蛋白41.1g/L，白蛋白：球蛋白为0.9:1，谷丙转氨酶685.3U/L，谷草转氨酶546.4U/L。B超：肝大，脾大，腹腔中量积液。

刻诊：双目及全身极重黄染，面深黄无华，神疲懒语，肝区疼痛，腹时痛，腹胀，呕，纳呆，大便稀，溲深黄。脉弦缓，舌苔薄黄。诊为黄疸。暂拟小柴胡汤合茵陈蒿汤、小陷胸汤2剂。

5月1日二诊，症状同前，全身情况无任何改善。改用血府逐瘀汤加味：当归尾12g，生地黄15g，柴胡10g，川芎10g，牛膝10g，桃仁10g，红花10g，枳壳10g，赤芍12g，桔梗10g，水蛭10g，海金沙30g，鸡内金12g，茵陈15g，大黄10g，栀子10g。6剂，水煎，每日服1剂。仍配以清开灵、能量合剂静脉滴注（此前当地医院一直在用）。

5月8日三诊。黄疸大退，肝区及腹部疼痛全止，精神转好，食欲增。上方去大黄、栀子，加炒白术12g，炙甘草10g。停用清开灵及能量合剂。

5月23日。服完上方10剂，黄疸基本退净，除神疲外已无不适。今日查总胆红素55μmol/L，直接胆红素25.2μmol/L，间接胆红素29.9μmol/L，转氨酶恢复正常值。B超：肝稍大，脾大，腹水消失。

改用柴芍六君子汤加灵芝、虎杖、板蓝根。10剂。每日1剂。以作善后

调理。6月14日复查肝功，全部恢复正常。B超：脾大，余无阳性发现。续5月23日方7剂，以巩固疗效。（《刘方柏医案》）

 ## 乙型肝炎治疗探索方

[主方] 黑蚂蚁300g，黄芪200g，丹参100g，三七150g，芦荟100g，柴胡100g，蜈蚣50g，白花蛇舌草200g，虎杖100g，叶下红150g，板蓝根100g，蜂房50g，赤芍100g，制何首乌150g，巴戟天150g，枸杞子100g，大金钱草60g。研末蜜制为丸（每丸重10克），每日3次，每次1丸。

[功效] 补脾，益肾，疏肝，活血，抗病毒。

[主治] 无症状的乙型肝炎病毒携带者及乙型肝炎"小三阳"。一般初感者服药之后3～6个月即可转阴。对有证可辨及检测出有肝功能异常者，亦以此为基本方，随症加减。

[方解] 黑蚂蚁色黑入肾，味酸入肝，具有很强的增强免疫功能的效果。南京吴志成先生首先运用它治疗类风湿关节炎时，发现黑蚂蚁对乙型肝炎亦有良效，故以之为君；黄芪、制何首乌、巴戟天、枸杞子益气补脾益肾，乃遵仲景"见肝之病，当先实脾"之，及久病及肾之说，故以之为臣；丹参、三七、赤芍活血化瘀而不伤正，芦荟可滋养肝细胞，柴胡以疏肝，白花蛇舌草、板蓝根、珍珠草以解乙型肝炎病毒，蜈蚣、蜂房入肝经以毒攻毒，且能振奋肾阳，让乙型肝炎病毒消除得更快。

验案1 庞某，女，40岁。多年乙型肝炎病患者，现为乙型肝炎"小三阳"，肝早期纤维化，饮食二便基本正常，要求中医治疗。根据病人非急性期和"大三阳"，为其配制上方蜜丸缓治，服药6个月，检查肝功能和血清"二对半"恢复正常，病人欣喜不已，再三致谢。（《古道瘦马医案》）

验案2 友人陈祖腊之女，18岁。2003年秋，高考时被武汉大学体检时检出有乙型肝炎"大三阳"，被校方劝其休学治疗，大医院均以"此病无特殊疗法"为由，将其拒之门外，只好到当地医院门诊和自购药物治疗，经治1年，无任何改变。2004年5月初，来我处门诊。根据检验报告单提示：乙型肝炎表面抗原、e抗原、核心抗原均为阳性，肝功能正常。无自觉症状，饮食、起居如常，面色红润，舌质、舌苔、脉象亦无反常发现，拟用扶正、解毒、活血、疏肝之法，用乙肝丸疗。蚂蚁500g，黄芪300g，芦荟100g，三七、丹参、柴胡各100g，珍珠草、白花蛇舌草各150g，蜈蚣30g。研末蜜制为丸（每丸重10g），每次1丸，每日3次。

一料服完，3个月后复查，e抗原转阴，e抗体转阳，说明效果明显，继而按照原方再配制一料服用，6个月后复查，表面抗体转阳，告以痊愈。（《陈沫金医话医案》）

验案3 李某，男，21岁，在深圳打工3年，体检时发现有乙型肝炎"大三阳"，被工厂辞退。在深圳治疗9个多月，花去近万元药费，病情仍未得到控制，只好回家医治。2004年3月初，患者持检验报告单前来求治。检验报告提示，患者乙型肝炎3项抗原均为阳性，但身体并未有不适的感觉。诊其舌、脉亦无异常，唯食后腹胀，便拟乙肝丸加减予服：黑蚂蚁400g，黄芪250g，芦荟100g，蜈蚣30g，三七、丹参、建曲、砂仁、柴胡各100g，珍珠草、白花蛇舌草各150g，木香50g。研末蜜制为丸（每丸重10g），每次1丸，每日3次。

服完一料之后已有3个月，经检验所示，e抗原、核心抗原转阴，核心抗（HBcAg）原阳性，食后腹胀消失。继而复制一料，其处方为：黑蚂蚁500g，黄芪300g，芦荟100g，三七、丹参、柴胡各100g，珍珠草、白花蛇舌草各150g。研末蜜制为丸（每丸重10g），每次1丸，每日3次。

6个月之后复查，表面抗体、核心抗体转阳，告以痊愈。（《陈沫金医话医案》）

验案4 张某，男，32岁。2003年5月初，因胁痛、目黄、面色晦暗已有4年，前来就诊时已经进入初夏，气候较炎热，可患者却身裹棉衣，手足冰凉，诊其脉弦细而无力，舌暗无苔。检验报告所示：乙型肝炎3项中的抗原均为阳性，血清胆红素升高，转氨酶375U/L，B超提示有脂肪肝。根据证情属中医的"阴黄"

症，拟用茵陈姜附汤加减：茵陈10g，白术12g，附子10g，干姜10g，肉桂10g，垂盆草10g，决明子12g，山楂12g，黑蚂蚁20g，芦荟10g，甘草5g，鲜荷叶半张。水煎，每日1剂。连服15剂。另用：芒硝150克，枯矾150克，生麦芽300克。共研为末，每次5g，每日2次，分早、晚2次用米汤送服。

5月20日，15天后复诊，血清胆红素、转氨酶稍有下降，效不更方，仍按前方服药。

6月5日三诊，黄疸已退，已不再畏寒，拟用乙肝丸加味：黑蚂蚁500g，黄芪400g，丹参200g，三七300g，蜈蚣30g，芦荟200g，柴胡200g，珍珠草300g，白花蛇舌草400g，垂盆草200g，北五味200g，决明子200g，干荷叶200g。炼蜜为丸（每丸重10g），每次1丸，每日3次，温开水送下。

2004元月10日复诊，乙型肝炎3项所示为"小三阳"，脂肪肝已愈，肝功能已正常，拟用乙肝丸：黑蚂蚁600g，黄芪400g，丹参200g，三七300g，蜈蚣30g，芦荟200g，柴胡200g，珍珠草300g，白花蛇舌草400g。炼蜜为丸（每丸重10g），每次1丸，每日3次。

2005年6月5日复诊，乙型肝炎3项所示：只有表面抗原和e抗体两项阳性，继服一料乙肝丸，至年底复查，表面抗体转阳。用此方治疗无症状乙肝病毒携带者已有百余例，皆获显效，疗程均在6个月之内，谁说乙型肝炎无法治愈？中医有的是办法。（《陈沫金医话医案》）

古道瘦马体悟

此方是陈沫金老中医几十年治疗乙型肝炎的有效方和著名治疗肝病专家杨运高乙型肝炎扶正解毒汤的合方，我将两方组织在一起，又加入两味自己的经验用药，运用于临床效果很好。但是再好的方子也只是一个基本方，临床运用时一定要根据病人的具体病情加减，才不失中医治法原则。乙型肝炎急性期最好用汤药辨证治疗，待转入慢性"小三阳"时，再用此方疗效为好，用方切忌胶柱鼓瑟，照搬原方。活学活用，方为上策。

肝腹水外敷效方

[主方] 细辛30g，生黄芪30g，龙葵30g，川椒目20g，甘遂20g，大戟15g，麝香2瓶（1g）。共为细末肚脐给药，外用远红外膏药贴敷。

[主治] 肝硬化及各种腹水。

●**验案**● 患者蔡某，女，42岁。2013年3月被确诊为肺癌，在某医院化疗2个月，病情加重，出现严重腹水，用呋塞米、氨苯蝶啶、白蛋白，效果不理想。病人甚为痛苦，西医大夫也没办法，要求中医治疗。由于病人无法服汤药，中医也很为难。

于是患者通过朋友找到我，说看看有没有方法，我说倒有一法，可以试试看，于是就开了上方：共为细末肚脐给药，外用远红外膏药贴敷，结果用药当天就排出大量的尿液，患者非常高兴。

1周后病人腿肿亦全消，腹围缩小一半，病人可以下床溜达。西医大夫见此结果，赞叹中医效果太神奇了。而后，又用健脾利湿口服中药调整3个月腹水彻底消除。（《李中文医案》）

儿童发热感冒方

[主方] 葛根6g，板蓝根6g，山豆根6g，芦根6g，白茅根6g，藿香6g，红花3g，大黄2g。

[用法] 水煎服2次。每次煎成70ml，1日分2～3次服。

[主治] 小儿伤风感冒、流行性感冒、扁桃体发炎（乳蛾证）、猩红热、无名高热。

古道瘦马体悟

最近，在读山西老中医郭博信的新作《中医是无形的科学》时，看到了其中一篇推荐五根汤的文章，引起了我的深思。

五根汤是一首治疗小儿外感发热的良方，我临床运用多年很有效，大有爱不释手之情。

此方为民间方，系内蒙古老中医李凤林所创，我是20年前从《中国民间疗法》杂志上看到的，又经山西太原周大夫介绍于我后，反复运用于临床效果显著，而自留秘囊之中的。据收载此方的《疼痛妙方绝技精粹》一书作者说：李凤林这个方子，是他在20世纪50年代末琢磨创制的一个药方，以不变应万变。

既能治疗小儿因感染所致发热，又能根据不同病人、不同病症，自然调节虚实寒热而研制出的闻名遐迩之五根汤。经过30年10万多患者的临床应用，实践证明，五根汤不仅具有消炎杀菌、抗病毒作用，而且还可以不分季节，也不管患儿发热还是恶寒、恶风，一律使用五根汤。特别适用于小儿伤风感冒、扁桃体炎、猩红热所致的发热，还可解无名热等症。下举一例示之：某患儿，1岁，女，感冒发热3天，家长很是着急，经西医挂水治疗，不愈。用药期间热退，一停就反复。来诊时，患儿高热近40℃，精神有些萎靡不振，饮食尚可，小便黄，大便略溏。处方五根汤加减：葛根10g，板蓝根10g，山豆根6g，芦根30g，白茅根10g，滑石30g，生石膏30g。3剂，每天1剂，水煎频服，温饮。1天后热退，3剂服完痊愈。疗效神速。加生石膏和滑石，一走表散热，一走里泻热。（《古道瘦马医案》）

由于此方的疗效肯定，已成了我手中治疗小儿外感发热、扁桃体炎的专方。此方还可以据不同症状适当加减，疗效更好，俗话说，活法在人嘛。

古道瘦马体悟

通过临床运用，我（郭博信分析）认为此方配伍巧妙：盖葛根辛凉，轻扬发散，最善解肌退热，是解湿热时疫第一要药。

凡发热之病，退热当为首务，热不退，余症何解？发热而致咽喉肿痛，则热重而毒亦成矣。

山豆根苦寒，清热解毒，为治咽喉肿痛的第一药，可谓直取咽喉要地；辅以板蓝根，因其甘，既能清热，又能解毒，尤长于凉血利咽消肿，血不凉则肿何以消？此3根可为作战主力，又加两根者，以其热必伤津。芦根甘寒，清热生津，又其生于水底直出水面，性凉而又善升，古方治大头瘟（痄腮）常用其为引经药，所谓行军作战不能无向导也。再用白茅根，以其甘寒，既能清热生津，又能凉血利尿，热从小便而出也。由是五根汤成矣！

又虑及此症多发生于春夏流行性感冒之际，故加藿香芳香化浊、发散表邪，使外感之邪从皮毛而出；大黄攻下肠胃壅滞，使内热之邪自大便而出。

凡肿痛又必有瘀血，故加少许红花活血化瘀、消肿止痛，使敌营自内部瓦解，以利攻战速成。

此五根汤药虽仅8味，然表里内外，面面俱到，紧扣扁桃体炎之中医病机。真乃好方也。非但治小儿发热，治大人感冒发热，亦可常变通应用之。

验案 梁某，女，48岁，农民。于2011年7月15日来诊。患者于1周前，在田间劳作被雨淋湿，回家后又用冷水冲洗，第2天即恶寒发热全身疼痛。在本镇乡村医生卫生所诊治，测体温40℃，经过肌内注射和静脉用药，即汗出热退。至晚上11点以后又热至40℃，如此反复3日，不得好转，后又到另一个乡村医生诊室诊治。情况如前。医生嘱其到卫生院治疗。经卫生院的4天诊治，病情同样是没有缓解，都是每晚11时后发热40℃以上。病人遂来我诊所求治。舌淡苔薄带黄，脉弦浮，余按五根汤之主证治之。方中各药用量加倍。并加重用岗梅50g，山芝麻15g。水煎服。当晚不再发热。二诊再投上方2剂诸症悉除。（《五根汤用药心得——康乐》）

阑尾炎治疗新方

[主方] 柴胡30g，白芍60g，枳壳30g，生甘草30g，红藤30g，蒲公英90g，连翘60g，忍冬藤100g，白花蛇舌草45g，麻黄5g。

[加减法] 热重者还可加败酱草60g；大便秘结者加生大黄15g；湿甚者加薏苡仁60g，冬瓜仁30g。

[主治] 肠痈，即西医称的急、慢性阑尾炎。

古道瘦马体悟

此方治肠痈（阑尾炎）无论急性、慢性均可服。急性者日一二剂，昼夜服，连服5～7天可痊愈；慢性者每日1剂，服5～7剂，症状可以完全缓解，但难根除，日后易复发，复发时仍可再服此方。

肠痈是指肠内产生痈脓而出现右少腹部疼痛拒按的一类病而言。其临床症状一般为：开始时上腹或脐周围隐痛，伴胃脘部不适，恶心呕吐，在数小时至两天后，疼痛逐渐转向右下腹，此时右下腹有压痛或轻度反跳痛，热重则体温升高，腹痛较剧，口干渴、便秘、尿黄而少，舌苔微黄；湿重则身热不扬，头晕重，胸闷，恶心欲呕，腹胀，大便溏而不爽，尿黄而浊，舌苔白腻或微黄；气滞甚者则疼痛绕脐，恶心、呕吐，痛点固定，有明显压痛，甚或可触及包块，大便正常或便秘，舌质正常或现紫：色有瘀点。脉象，热甚则洪数，湿甚则濡数，气滞血瘀则弦涩。

肠痈（阑尾炎）是临床上常见的病症，西医一般主张手术治疗，中医一般用经方大黄牡丹汤为主加减治疗，效果还不错，但是临床上还不是很满意，所以，我一直在寻求疗效更高、更稳妥的方子。后在读《名老中医之路》时，看到龚志贤老中医提到用加味四逆散治疗肠痈效果甚佳，于是就有意学之，运用于临床，发现其疗效较大黄牡丹汤更胜一筹，进而就纳入自己的医学秘囊中，并将其又进行了增减，最后形成了上方。

本方系仲景四逆散加味而成。四逆散主治阳证热厥。《伤寒论》"少阴病四逆，其人或咳或悸，或小便不利，或腹中痛，或泻利下重者，此方主之"。

"热厥"是由热邪入里，阳气被郁而致手足厥逆，同时还可能出现脘腹疼痛，或泻利不畅，里急后重等症状，皆因于气机不畅所致。因此，当用和解表里，疏理气机，调和肝脾之剂疗之。

四逆散重用柴胡透热解郁，枳壳（实）下气泻热，一升一降，相互配合以和解表里，升清阳，降浊阴；重用白芍敛阴柔肝止痛，甘草和中益气，互相配合是仲景芍甘汤以缓急舒挛，和肝脾，解疼痛。四药配合，能达解热止厥止痛之目的，4药皆性味平和无毒，乃疏肝理脾之平剂。再加败酱草、红藤、蒲公英、连翘、忍冬藤、白花蛇舌草等清热解毒之品增强其清解之力，麻黄散结，为治肠痈之效方。举例示之：赵某，男，37岁。患急性阑尾炎，发热，右下腹麦克伯尼点，鼓起一拳头大的包块，不敢按压，疼痛很厉害，血象检查白细胞 $19 \times 10^9/L$。在医院住院打针1周，仅热退了，其余症无变化，院方要求手术，患者害怕，不愿手术，于是寻求中医治疗。刻诊：舌黯红，苔白厚，脉弦滑有力，口苦，饮食基本正常，大便偏少，不溏。处方四逆散合薏苡附子败酱散加减：柴胡30g，枳实30g，白芍60g，生甘草30g，薏苡仁60g，败酱草30g，蒲公英90g，连翘60g，忍冬藤100g，白花蛇舌草45g，红藤45g，麻黄5g。7剂，水煎服，每日1剂，分3次服。

1周后复诊，右下腹包块已消失，按压麦克伯尼点仅隐痛。效不更方，上方忍冬藤减为30g，续服5剂痊愈。（《古道瘦马医案》）

古道瘦马体悟

　　此案比较单纯，中医谓肠痈，西医称急性阑尾炎。西医一般主张手术，因患者害怕，未能成行，故转求中医。此证治疗起来比较容易，只要抓住时机，大剂清热解毒，散结活血即可。此案用四逆散加麻黄行气散结，蒲公英、连翘、败酱草、忍冬藤等清热解毒，红藤、白芍、麻黄等活血止痛。全方一气呵成，力大药专，故收效较速。此案亦可用大黄牡丹汤，但我临床喜用四逆散加减，效果更好更稳妥，也算殊途同归吧。

尿结石治疗好方

　　[主方] 滑石粉50g，生甘草12g，朱砂8g，血琥珀10g。上药分研混匀，分9包，每服1包，每日3次，用鲜蒲公英根200g，鲜车前草100g，熬汤一碗送服，冬季用干蒲公英100g，车前草50g。

　　[主治] 尿路结石，中医称石淋。

　　下尿路结石为中医五淋之一的石淋。为湿热蓄积下焦，热邪偏盛，尿液受其煎熬，日积月累，尿中浊物为砂石（小者如砂，大者如石）。或在膀胱，或蓄于尿路，形成石淋。

　　验案1　楚某，男，41岁，1967年春诊。每溺时小腹痛连及阴中剧痛难忍，小便浑浊，排尿不畅，时有鲜血，尿时中断，或砂石尿出，经X线片诊为膀胱结石，舌苔黄腻，脉象弦数，处上方连服3天，尿中排出结石（0.5cm×0.3cm）块，疼痛消失。

　　验案2　连某，男，52岁，1975年夏诊。腰痛放散至腹股沟及右大腿隐痛，时而出现血性小便，经尿化验红白细胞众多，后X线摄片诊为输尿管结石,建议手术治疗,患者顾虑,遂要求服中药,给予上方连续半月量,结石溶解为小块排出,尿路畅通,痛苦消失。(《五十年临证得失录——山西省中医研究所已故名老中医、主任医师靳文清》)

古道瘦马体悟

以上两例均经 X 线片证实为尿路结石。中医认为是下焦湿热,蕴结成石,阻于尿路,痛连小腹,或放射于阴部大腿,同时伴有尿急、尿频、尿痛,尿血,甚至余沥不尽,方中各药有清利下焦湿热,通导小便及止血作用。据近代研究,上方有溶解结石的可能性。

肾炎治疗有效方

[主方] 荆芥、防风、柴胡、前胡、羌活、独活、枳壳、桔梗、半枝莲、白花蛇舌草、生地榆、炒槐花、川芎、赤芍、茜草、茯苓。

[主治] 慢性肾炎、肾病综合征、尿毒症属湿热毒邪壅滞等肾病。

本方由荆防败毒散加减而成,方中巧妙地使用对药。荆芥、防风发表达邪,有逆流挽舟之用;柴胡、前胡疏里透毒,以宣展气机为功;羌活、独活出入表里;枳壳、桔梗升降上下;半枝莲、白花蛇舌草清利湿热毒邪;生地榆、炒槐花清热凉血止血;更用川芎、赤芍、茜草、茯苓等药入血逐瘀,以祛血中之湿毒。本方执一通百,照顾全面,共奏疏利三焦,通达表里,升降上下,溃邪解毒之功。临床用于慢性肾炎属湿热毒邪壅滞者,屡奏效验。

验案1　王某,女,68岁。1994年12月3日初诊。患慢性肾炎2年,常因感冒、劳累而发浮肿,腰痛反复发作,多方治疗,迁延不愈。近15天来浮肿加剧,以下肢为甚,小便不利,腰部酸冷,纳呆,腹胀,时有咽痒,咳嗽。

视其面色晦暗不泽，舌质红，苔厚腻，切其脉滑略弦。尿检：蛋白（＋＋＋），红细胞（20个），白细胞少许。血检：BUN9.2mmol/L，Scr178mmol/L，胆固醇7.8mmol/L，血红蛋白80g/L。刘老辨为湿热之毒壅滞三焦。经曰："少阳属肾，故将两脏"，故三焦为病可累及肺、肾。治以通利三焦湿热毒邪，荆防肾炎汤主之。荆芥6g，防风6g，柴胡10g，前胡10g，羌活4g，独活4g，枳壳10g，桔梗10g，半枝莲10g，白花蛇舌草5g，生地榆15g，炒槐花12g，川芎6g，赤芍10g，茯苓30g。

服14剂，浮肿明显消退，小便量增多，尿检：蛋白（＋），红细胞少许。药已中鹄，继以上方出入，大约又服30余剂，浮肿尽退，二便正常。尿检：蛋白（±），血检：BUN4.9mmol/L，Scr85mmol/L，胆固醇4.2mmol/L，血红蛋白110g/L。舌淡红，苔薄微腻，脉濡软无力，此大邪已退，正气不复之象。改用参苓白术散14剂善后，诸症皆愈。随访6个月，未曾复发。（《刘渡舟医学全集》）

验案2 我在跟随刘老临床期间，见其用荆防肾炎汤加味治疗慢性肾炎、尿毒症的病例不胜枚举。如曾遇见一石姓患者，50多岁，为某公司总裁。始患痛风，继后出现左肾萎缩，肾功能不全。血尿素氮、肌酐居高不下。浮肿，小便不利，尿浊气味腥臭，眼圈发黑，疲惫不堪。该患者因服药明显见效而十分信服，每周来诊1次，风雨无阻，每日服1剂药，雷打不散。刘老也守用荆防肾炎汤一方加减。疲劳甚时，加红人参，即用人参败毒散法；小便不利、尿浊明显时，合当归贝母苦参丸；热毒甚，加草河车、紫花地丁；血热络瘀重，加茜草，或再加紫草；大便干，加大黄等。坚持治疗6个月余，患者各项化验指标趋于正常，体力恢复，能照常上班工作。此后患者为巩固疗效仍然每周1次来诊，每日1剂中药。刘老也仍守荆防肾炎汤加减，不更法易方。（《温病方证与杂病辨治》）

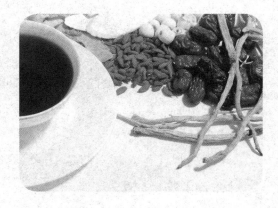

古道瘦马体悟

　　肾病是临床常见的一种疑难重病，在治疗方面方子众多，但是对于湿热壅滞三焦，气机不利的类型，我认为刘渡舟老中医这首荆防肾炎汤是比较有效的。临床屡验屡效。我曾治一黄姓女子，32 岁，慢性肾炎七八年了，轻微尿毒症，舌红苔薄，脉弦滑有力，高血压，头痛，经常恶心，小便不利，大便干燥，双下肢浮肿，心烦易怒。辨为三焦湿热，气机不利，处方：荆防肾炎汤加减。荆芥 6g，防风 6g，柴胡 10g，前胡 10g，羌活 6g，白芷 6g，紫苏叶 10g，枳壳 10g，桔梗 10g，川芎 10g，白花蛇舌草 15g，半枝莲 12g，炒槐米 15g，生地榆 15g，牡丹皮 12g，茜草 12g，茯苓 15g，水红花子 15g，车前子 30g，益母草 60g，生大黄 10g。7 剂，水煎服，每日 1 剂，分 3 次服。

　　1 周后复诊，呕恶止，大便通，小便利，血压也略为下降。人精神好转，信心大增，要求继续中医治疗，效不更方，前后用该方为主调整 3 个月，诸症平息。后以丸药常服，肾病基本痊愈。临床上我用刘渡舟先生此方治疗肾病，只要是辨证对型疗效甚好，此方值得推广。

（《古道瘦马医案》）

 治疗痛风灵验方

　　[主方] 桂枝 12g，白芍 15g，知母 30g，防己 30g，苍术 12g，制附子 6g，麻黄 10g，生甘草 15g，土茯苓 100g，猪苓 15g，泽泻 30g，滑石 30g，川萆薢 30g。

　　疼痛加制乳香、制没药各 10g，丹参 30g，体虚高龄加黄芪。

　　[主治] 痛风尿酸高。

　　此方为桂枝芍药知母汤合猪苓汤加减，运用于临床多年效果可靠。

验案 樊某，男，76岁。近1个多月患痛风病，右足踇趾红肿热痛，且波及整个足背浮肿，痛得无法走路，难以忍受。在某大医院治疗1个多月，给予秋水仙碱等药，只能一时止痛，一停药就反复，无法彻底治愈。经人介绍来我处寻求中医治疗。刻诊：人高大魁梧，面略暗，舌淡苔白，脉浮滑有力，除足肿痛、化验尿酸高外，余无他症可辨。我根据以往治疗此病的经验，处予桂枝芍药知母汤合猪苓汤加减：桂枝12g，白芍15g，知母30g，防己15g，苍术12g，制附子6g，麻黄10g，生甘草15g，土茯苓60g，猪苓15g，泽泻30g，滑石30g，制乳香、制没药各10g，丹参30g。7剂，水煎服，每日1剂，分3次服。

1周后复诊，痛轻，足肿略消。病人甚喜，效不更方，又续7剂，肿消痛大减，而后继续以此方为主调理1个月痊愈。（《古道瘦马医案》）

古道瘦马体悟

痛风一证，西医又称高尿酸血症，嘌呤代谢障碍，属于关节炎的一种。痛风是人体内嘌呤物质的新陈代谢发生紊乱，尿酸的合成增加或排出减少，造成高尿酸血症，血尿酸浓度过高时，尿酸以钠盐的形式沉积在关节、软骨和肾中，引起组织异物炎性反应。此证可以归属于中医的风湿痹证一类，桂枝芍药知母汤是治疗风湿的有效方子，湿毒瘀结，猪苓汤又是对之方，再加上治疗痛风的专药土茯苓、滑石等，方证对应，故收效较快。这里需要指出的是土茯苓和滑石一定要重用。土茯苓我临床上治疗此病一般取60～150g，滑石取30～100g，因人因证具体取量。对于疼痛一症可加用活络效灵丹，重用乳香没药止痛，效果也较好。

类风湿百治效方

[主方] 黄芪200g，秦艽20g，防己15g，红花15g，桃仁15g，青风藤20g，海风藤20g，地龙15g，桂枝15g，牛膝15g，白芷15g，白鲜皮15g，甘草15g。

此方可随症加减，以改动方中药物用量为主，或将药物稍事变更。热盛为主，可加漏芦30g，漏芦清热而不伤阴；以寒为主者，可加制附子10g，增强散寒止痛之力；顽痹正虚、关节变形者，可加当归20g，制附子10g，伸筋草15g，加强温补穿透之力。

[主治] 类风湿关节炎。

验案1 吴姓，男，34岁，1955年6月5日就诊。患感冒月余，现主症两足关节红、肿、热、痛，甚则难忍，不敢着地。当地医院诊为类风湿关节炎。查舌红，苔黄，脉濡数。证属湿热痹阻经络，治以清热祛湿、活血开痹法。处方：黄芪200g，秦艽20g，防己15g，红花15g，桃仁15g，青风藤20g，海风藤20g，地龙15g，桂枝15g，牛膝15g，穿山甲（代）15g，白芷15g，白鲜皮15g，甘草15g，漏芦30g。连服8剂，为期15天，告愈。(《史鸿涛医案》)

验案2 李某，女，24岁，1978年8月4日就诊。当地医院确诊为类风湿关节炎，至今已4月余。现两手关节肿胀麻木，疼痛，屈伸不利，浑身酸重，四肢发凉。面色青暗，舌质淡，中有白苔。证属风寒湿邪侵入肌肉，痹阻经络，治用祛风散寒除湿、温经活血止痛之法。黄芪200g，秦艽20g，防己15g，红花20g，桃仁20g，地龙15g，桂枝20g，牛膝15g，穿山甲（代）15g，甘草15g，制附子10g。连服12剂，其间稍事加减，为期1个月，痊愈。(《史鸿涛医案》)

验案3 阎姓，男，56岁，工人，1983年4月3日就诊。患类风湿关节炎8年。现两手足关节强硬，变形，运动障碍，两膝部皮肤有皮下结节，全身乏力，精神苦闷，气短懒言，面色苍白，舌淡无苔，脉沉细而缓。证属血虚寒湿凝滞经络，荣卫气血流通障碍，邪气深藏，久居体内而顽固性寒湿痹证。治用调气血，散寒湿，活经络，坚筋骨之法。处方：黄芪200g，秦艽20g，防己15g，红花15g，桃仁15g，地龙20g，桂枝15g，土牛膝15g，穿山甲（代）30g，甘草15g，当归20g，制附子10g，伸筋草15g。4剂为1个疗程，为期8天，2个疗程间隔4天，共服10个疗程。关节畸形，运动障碍得到明显纠正。（《当代名医临证精华》——痹证专辑）

古道瘦马体悟

在治疗类风湿关节炎方面，我曾经用过很多名医的方子，诸如焦树德老中医的尪痹汤、朱良春老中医的益肾蠲痹丸，均有一定的效果，但是都不如史氏的这首方效果显著。此方用药量较大，颇有王清任之风，一般人不敢用，加之史氏名气有限，属地方名医，一般人了解不多，致使一首良方埋没多年。我20世纪80年代末，读到此书此章被其深深震动。缘其方子不同一般，轻描淡写，或用虫类，大胆施于临床，真如史氏所言，效如桴鼓。

曾用此方治一青海患者乔某，女，37岁，患类风湿关节炎近10年，手足关节红肿疼痛，晨僵，尤其是两膝关节肿痛厉害，手指关节微有变行，睡眠不好，饮食、二便尚可，脉弦滑，舌红苔微黄腻。辨为湿热痹。处方：生黄芪200g，地龙12g，桂枝12g，桃仁12g，红花12g，青风藤15g，海风藤15g，怀牛膝15g，炮穿山甲（代）6g，白芷15g，白鲜皮15g，秦艽12g，防己12g，牡丹皮18g，生地黄60g，忍冬藤30g，首乌藤30g，生甘草30g，漏芦30g。20剂，水煎服。

复诊诸症大为减轻，效不更方，又服40剂痊愈。尔后治疗此病屡用屡效，成为我治疗类风湿的有效方之一。（《古道瘦马医案》）

后读《中医思想者》一书，发现上方亦有同感，现一并摘录以飨读者：说当代医家善用黄芪者，我以为当推邓铁涛、张志远、史鸿涛诸先生。

鸿涛先生是吉林名医，可能知者不多。我知道史先生是因阅读《当代名医临证精华·痹证专辑》一书而了解。

我母亲患有类风湿关节炎，病始于 20 世纪 90 年代初期，手指等关节逐渐变形。1999 年夏，病情加剧而影响正常的生活。当时我尚在大学念书，母亲在看门诊，然而效果不明显。为此，我查阅了很多书籍。当然，《当代名医临证精华·痹证专辑》是必读的。书中朱良春、王士福、姜春华、史鸿涛诸先生的经验，我尤为在意。特别是以史鸿涛先生的类风湿汤打底，自拟处方为母治疗。服药 3 周渐渐见效，三四个月后明显好转，服至 6 个月能操持家务，行动自如，各项检查指标也正常了。

类风湿汤的特点是重用黄芪 200g……我在方中又加用附子、生地黄、全蝎、蜈蚣、薏苡仁等。

因我母亲获效，其同学亦患类风湿关节炎，故也跑来请我治疗。我采取类似方药，她见效更快，效果也更好。

还曾治一位类风湿患者，手指与足趾关节均严重变形，膝关节和髋关节有 3 个都置换过，关节疼痛，不能触碰，出汗怕风。我用桂枝汤加大剂量黄芪和附子，服药二三周后，黄芪用至 200g，桂枝、白芍、附子均用至 30g，病情明显缓解。（海上方《中医思想者》）

[方解] 方中秦艽一药多能。治疗痹证，风寒湿热，皆可应用，且病发无问新久，病情无问轻重，均可用之，实为治疗痹证之要药。防己善除风寒湿邪，长于消肿。二药相配，蠲除风湿肿痛病变。青风藤、海风藤取藤之通络之功，利经络，为治疗关节不利、麻木拘挛之要药。四药合用，祛风散寒，除湿清热，舒筋活络，解麻止痛，为治疗类风湿之要药。痹者，闭也。气血经络，闭阻无疑，故桃仁、红花为必用之品；桂枝辛温，温经通阳；地龙咸寒，又善走窜，四药合用，通痹行瘀，活血利络。更兼地龙为血肉有情之品，对顽固性痹证尤为适宜。白芷能解热解毒止痛，白鲜皮能清热燥湿除痒，二药合用，专治热痹之痒痛不适。芪补一身之气，卫外而行内；牛膝善通经活

血，补肝肾，强筋骨；甘草调和诸药而缓急止痛。四药相伍，鼓舞正气，强健筋骨，条达气血，合取纠正关节变形之功。

 腰椎增生膨出方

[**主方**] 独活45g，桑寄生、杜仲、牛膝、细辛、麻黄、秦艽、茯苓、肉桂、防风、川芎、人参、甘草、当归、芍药、土鳖虫、地黄、骨碎补、滚山球马陆、金毛狗脊各30g，上等血竭、鹿茸各15g，小白花蛇5条。上方加工成水蜜丸（平痛壮腰丸）。每次10g，每日3次。

[**功效**] 补肾强骨，祛风除湿，活血止痛。

验案 吕某，女，76岁，腰腿痛长达6个月，现已佝偻直不起腰。曾住院治疗，拍X线片和CT诊断为腰椎间盘突出，压迫神经造成腰腿疼痛。住院期间曾予牵引治疗无效，因为还有糖尿病、高血压等病，故也未能手术。出院后又到某盲人诊所进行了推拿按摩，不但不起效，疼痛又加重，无奈经人介绍转诊于余。

刻诊：人胖白皙，弯着腰，不敢活动。舌淡苔白，脉浮滑略数，尺不足，饮食、二便基本正常。辨为年老体弱，肾精不足，外感寒湿，经脉瘀滞。治以补肾强精，祛风除湿，活血通络，处方：平痛壮腰丸，每日3次。50天为1个疗程。

10天后患者家属电话告诉我，吃药1周后就不痛了，但还是酸困无力，腰略为能直起一点了，老人很高兴。我说继续用，坚持把一个疗程（50天）服完。后病人电告，吃了1个月后腰就彻底不痛了，人也有劲了，腰又直起来，可扬眉吐气了，问还需要再吃药么？答曰不用了。可以食疗经常多吃红烧龙骨。（《古道瘦马医案》）

网友交流

★★猪猪★★：王老师，你那个治疗腰椎间盘突出的方子太灵了，我治疗一腰痛病人，没吃药之前腰痛得直不起来，用你的方子稍微改动，1剂。病人不懂喝中药，晚上一餐把药都喝完了，第2天早上起来腰就不痛了，太神了。这个是我稍微改过的方子：独活30g，桑寄生15g，炒续断15g，炒怀牛膝10g，骨碎补30g，淫羊藿30g，鹿衔草30g，肉苁蓉10g，炙金毛狗脊15g，秦艽12g，防风12g，细辛6g，麻黄10g，花椒10g，乌梢蛇15g，炮川乌3g，制乳香、制没药各10g，鸡血藤30g，全蝎3g，土鳖虫25g，黄芪50g，苍术20g，陈皮15g，茯苓50g，野菊花30g，泽泻15g，生白术50g，枳实12g，炒白芍20g。

古道瘦马体悟

　　腰椎间盘突出症临床上比较多见常见，年老的有，年轻的也有，我基本上都是以此药《平痛壮腰丸》治疗，效果都很好。原先此症是用汤药，要求服一段时间，但是很多病人嫌药难喝，不能坚持，所以，我就将汤药精化为水蜜丸，这样一来吃起来方便，所有人都能接受，只要坚持1个疗程，都能收到如期效果。此方并没有什么特别的地方，就是以名方独活寄生汤为主加减而成。该方集补肾强骨，祛风除湿，活血止痛于一体，标本兼治。

治疗乳腺增生方

[主方] 陈皮80g，夏枯草30g，王不留行30g，丝瓜络30g，皂角刺60g，海藻30g，甘草30g，麻黄5g。

[主治] 乳腺增生和乳腺瘤等。

这个方子最初来源于河南省博爱县老中医吴启尧先生的验方，后结合我自己的经验进行了增加，运用于临床治疗乳腺增生和乳腺纤维瘤效果很好，于是就收入了自己的秘囊中。

乳腺增生和乳腺纤维瘤之患，气血易理，痰邪难除，故非重剂不能胜任。加味陈皮汤中，王不留行活血通经，消肿止痛；夏枯草清肝热，散郁结；皂角刺、丝瓜络通络化痰消肿；海藻、甘草、麻黄进一步加强化痰散结的作用；尤其重用陈皮，既有健脾燥湿之功，以绝痰湿生化之源，更有理气散结，以消痰核之效，其性虽温，与夏枯草相伍，并无伤阴耗气之弊。全方集理气，活血，通络，散结，化痰于一体，针对病机，方专药重，故收效较速。

🔹验案1　胡某，女，37岁。两乳房患乳腺增生，每乳房各有两个大如鸡蛋的包块，每次月经前都胀痛，曾在某专看乳腺病的老中医处，外贴膏药和内服中药达6个月之久，没有效果，经朋友介绍转治于我处。刻诊：人中等个子，面稍暗，脉浮濡，略滑，舌淡苔薄白，饮食、二便基本正常。肝气郁滞，痰凝团结。治以理气化痰，活血散结。处方加味陈皮汤：陈皮80g，夏枯草30g，王不留行30g，丝瓜络30g，皂角刺60g，海藻30g，甘草30g，麻黄5g，青皮15g，香附子15g。7剂，水煎服，每日1剂，分3次服。

1周后复诊，乳块变软，已不胀痛。效不更方，上方皂角刺加到90g。14剂。

三诊，病人很高兴，说乳中大包块已变成若干个花生米大小的疙瘩，比原先小多了，见效真快。我笑曰，乘胜追击，上方略事加减，又服14剂，痊愈。后以逍遥丸善后。（《古道瘦马医案》）

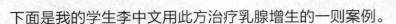
下面是我的学生李中文用此方治疗乳腺增生的一则案例。

验案2 患者王某，女，35岁，哈尔滨人。患者3年前在哈尔滨医大二院诊断为乳腺小叶增生。当时在那里开的药是天冬素片、乳腺康丸，同时肌注乳腺康注射液。开始用时效果还可以，后来就不见效了。曾去过广州中医院又用中药治疗2个月稍有好转，但是仍然无根本改变。

后经别人介绍来我这里治疗，当时患者面色红晕，精神状态极佳。自诉双侧乳房有包块，疼痛，尤其是月经前加重，月经基本正常。查舌质红，苔薄略黄，面部有散在的痤疮。处方：陈皮60g，夏枯草50g，王不留行30g，丝瓜络15g，皂角刺60g，麻黄5g，海藻30g，甘草30g，青皮12g，蒺藜30g，天冬30g，鹿角霜15g，黄皮果核30g。先开7剂。病人吃完复诊时特别高兴，问我是否给她加止痛药了，我告诉她没有。这是西安王幸福老师的经验方子。

二诊时又加了蒲公英25g和天花粉20g，再开7剂，同时外用芒硝80g，五倍子粉50g，共研细末，醋拌外敷。病人用完后到医院检查结果左侧痊愈，右侧略有一点回声。患者特高兴。原方加1倍量为末蜂蜜制丸，每次9克，服完痊愈。（《李中文医案》）

验案3 本某，女，28岁，1992年3月24日初诊。患者2年前自觉乳房胀痛，按有一肿块，经钼靶拍片、病理切片检查，诊断为乳腺增生症，屡治效果不明显。

刻诊：患者精神抑郁，胸胁疼痛，嗳气频作，纳呆乏力。究其因，婚后5年未孕，夫妻不和，忧郁过极所致。

查体：右侧乳房外上方有一5cm×4cm×3.8cm肿块，表面光滑，推之可移，无红肿、灼热感，边缘清楚，压之疼痛，舌淡，苔白厚腻，脉弦。辨证属肝气郁结，痰阻血凝，治宜理气化痰、活血通络、软坚散结。药用：陈皮80g，夏枯草、海藻、橘核、王不留行各30g，丝瓜络20g，穿山甲（代）、半夏、香附各15g，鹿角胶10g。患者服上药15剂，肿块明显缩小，疼痛大减，继出入加减60余剂，肿块全消，钼靶拍片右侧乳房未见异常而痊愈。（1996年《北京中医》）

功能性子宫出血立效方

[主方] 生黄芪60g，当归30g，生地黄30g，白芍100g，藕节30g，生地榆60g，生龙骨、生牡蛎各30g，仙鹤草50g，乌梅30g，海螵蛸30g。

[主治] 重症和长期功能性子宫出血。

这是我临床上用的一个很有效的验方。可以说屡用屡验。

◉验案 刘某，女，40岁。这是一例电话远程指导治疗的病例，患者在黑龙江，崩漏1个月，经血淋沥不断，时多时少，人也虚弱无力，连上下楼的力气都没有了，头晕，心悸，纳少，恶心，大小便尚可，脉舌象不明。西医西药止血无效，很是恐慌，经人介绍不远千里电话求治。崩漏这么长时间，尽管没有面诊，根据口述症状，基本可以判断为气血虚亏，拟补气敛涩，双管齐下，处方：生黄芪60g，当归30g，生地黄30g，白芍100g，藕节30g，生地榆60g，生龙骨、生牡蛎各30g，仙鹤草50g，乌梅30g。3剂，水煎服，每日1剂，分3次服。

3天后电话复诊，告之，吃完药，下血稍有减少，但恶心呕吐，小腹下坠。令其加姜半夏30g，生姜10片，再服1剂，后来述，仍然恶心，想吐，吐不出来很难受。我认为是虚得太厉害，胃气偏弱，药轻病重，又易方：生黄芪120g，当归30g，白芍100g，桑叶30g，生地榆60g，红参15g，仙鹤草50g，乌梅30g，大枣（切）10g。2剂，水煎服，每日1剂，分3次服。

2日后再诊，言之，血大量减少，但还不净，时有时无，量不多，人稍有精神。说明此方已见效，略为调整，击鼓再进，上方白芍减量为60g，毕竟偏寒，再加海螵蛸15g，进一步固涩，陈皮10g，炒神曲、炒山楂、炒麦芽各15g，生姜6片，调胃。2剂，水煎服，每日1剂，分3次服。2日后电告于我，血已完全止住，无血了。但人还是虚，没劲。此为虚亏的时间太长，无形之气易补，有形之血难复，令其将人参归脾丸合左归丸，加1倍量，坚持服1个月，善后。（《古道瘦马医案》）

古道瘦马体悟

　　此患者无疑属于重症崩漏，即西医称的功能性子宫出血较重的病了，西医止血药无效，欲行清宫术，病人未允，求治中医，8剂药就解决了，充分显示了中医的优势。

　　此案采取的是气血双补加收涩，因病重，故大剂重投，所以很快收效。但是由于病人虚不受补，中间出现呕吐，小腹下坠，又加调胃止呕之药，此亦很有必要，否则难以受补药，血就很难止住。所以，在治疗主病时要适当兼顾副症。

治疗多囊卵巢方

　　[主方] 生黄芪30g，当归30g，白术30g，枳壳15g，生半夏15g，瞿麦30g，白芷30g，鹿角霜15g，昆布10g，益母草20g，贝母30g。同时加服消囊通经胶囊。

　　[主治] 多囊卵巢综合征。

　　[功效] 刺激卵泡突破卵泡膜，恢复排卵。

　　(验案1) 多囊卵巢综合征是妇科中一大难症，治疗起来相当棘手。2009年我曾治一青年妇女，27岁，闭经3个月，B超检查双侧卵巢各有10个以上卵泡排列，性激素6项检查不正常。人稍胖，结婚3年未孕，现想要一个孩子。因其家长和我认识，所以带着女儿来找我看中医，云家中甚为焦急，望能治好此病。我说此病不好治，需3～6个月，先调好月经就有希望，不知能否喝这么长时间的中药。该母女俩说，只要能治好，再苦再难喝的药也要坚持。我看母女二人信心坚定，答应为其治一治，于是就开出：当归30g，白术30g，枳壳15g，鹿角霜15g，生半夏10g，昆布10g，益母草20g。水煎，外加服消囊通经胶囊，每日1剂，后20余日来了例假。此后我告之该女在14日以后，隔日一同房。结果50日以后，我在把脉时，发现有孕象，告之，可能怀孕了，即要求其到省妇幼医院B超检查，发现已有孕囊存在，证实已怀孕。随即停止服药，1年后得一女。（《古道瘦马医案》）

验案2 张某，女，27岁，大庆市人。体胖，闭经1年余，结婚2年未孕，经医院检查诊断为多囊卵巢综合征，于是先后用达英35及来曲唑、优思明等治疗2年多未见疗效，其间用达英35就来月经，不用就不来。中医也看了不少，期间偶有效果，停药后又恢复如初，从此病人对治疗失去了信心，后经其姨母介绍就诊于余。

刻诊：体形肥胖，面色红润，舌胖大，有齿痕，脉沉滑有力，口周胡须较重，汗毛亦较多，问及患者乳房下和大腿内侧是否有几处黑色斑块，患者说你这大夫太厉害了，连我身上有黑斑也能看出来。我莞尔一笑。

查其化验单：无糖尿病及高胰岛素血症，性激素6项检查显示促黄体生成素高于促卵泡生成素3倍。B超：双侧卵巢增大，内见0.8cm以内的卵泡＞12个。

说实在的，我以前在这个病上也下了不少功夫，临床也用了不少专家的方子，均未达到理想的效果，后拜师王幸福先生，看到老师治疗此病得心应手，疗效很好。就下功夫学习这方面的经验，参照老师的专方，结合自己的经验，为此病人处方：

黄芪30g，当归15g，川芎15g，赤芍15g，茯苓30g，苍术30g，泽泻30g，枳壳15g，白芷25g，生半夏15g，鹿角霜10g，昆布15g，贝母20g，玄参15g，生牡蛎30g，白芥子20g，刘寄奴25g，木馒头15g。水煎服，每日1剂，分3次服，同时送服消囊通经胶囊。

服药5天后，月经来潮。患者甚为高兴，说这种情况过去从未有过，于是对今后治疗充满信心。对此，嘱其继续服用2个月，第3个月来月经之后5天来我处复诊，加用氯米芬100mg，每日1次，连用5天，消囊通经胶囊不停，每次5粒，每日3次。

1个月后，病人见月经未来，遂来找我，一副沮丧之情，以为又恢复原样了。我说叫我把脉看看怎么回事？切脉为关尺沉滑有力，告之，你已经怀孕了。患者顿时转忧为乐，但仍然半信半疑。1个月后B超检查，已见胎芽及胎心搏动，1年后顺产得一子，病人特为上门感谢，我也从中获得成就感。（李中文副主任医师撰写）

 # 妇女美容面白方

[主方] 白芷100g，桃花50g，珍珠粉50g，菟丝子50g，石决明50g，白茯苓50g。打粉，过120目细罗。做面膜。每晚做1次，每次30分钟，第1次用鸡蛋清作为溶剂，以后用牛奶，同时加服祛斑美容丸（主要成分为柴胡、当归、赤芍、白芍、茯苓、白术、丹参、桑白皮、僵蚕、益母草、玫瑰花、菟丝子、珍珠母、甘草等）。

[主治] 黄褐斑，雀斑，面部色斑，晦暗不白等。

[功效] 祛瘀生新，活血营面。

验案 一中年妇女，42岁，听说我中医治病疗效较好，慕名找到我要求给治一治褐色斑，我抬头一看吓了我一跳，这那里是一个普通的褐色斑，简直是一个"黑面女包公"，整个面部，齐嘴唇以上至额头，黧黑一片。

我治疗妇女褐色斑多年，还未见过如此重症，心中为之一振，恐难治也。想婉拒，但看该妇求治之情迫切，于是答应一治。

该妇言说此病治过多年，医生也看了不少，疗效均不佳。曾吃过某老中医开的李可方，乌蛇荣皮汤60剂未见大的变化，心情十分郁闷，现已严重影响社交活动，请你一定再想想办法。

刻诊：舌暗红，苔薄白，脉弦中带涩，饮食、二便基本正常，月经发黑稀少。辨为肝气不疏，血瘀蒙面。处方内外兼治。外用：妇女美容面白方，内服祛斑美容丸，先服用1个月再诊。

　　1个月后患者如约而至，我抬头一看还真变化少，原先的黑包公变成了花和尚，整个一大花脸，黑白相间。该女很高兴，对我说，你这药还真有效，我呵呵一笑，那就继续吧。

　　此后，该女坚持服用6个月，面容恢复正常，面白粉净。此病人为褐色斑重症，故用时较长，实际上一般的褐色斑和暗斑，不用治疗这么长时间，1～3个月即愈。

 治疗睾丸病良方

　　[主方]　当归12g，川芎10g，白芍20g，白术12g，茯苓15g，泽泻30g，黄芪50g，防己20g，紫苏叶12g，木瓜12g，大腹皮12g，黄皮果核30g，枸橘25g。

　　[主治]　男性附睾炎及精索静脉曲张伴有睾丸肿痛症。

　　此方为当归芍药散，防己地黄汤，鸡鸣散合方的加减。

　　(验案1)　朱某，男，59岁。1周前患附睾炎，阴囊肿大如鸡蛋，红热疼痛，在西电医院注射抗生素1周，已不发热，但仍然肿大疼痛，经夫人劝谏求治中医于余。刻诊：人高1.8m左右，面略黑胖，舌红苔白腻，脉弦滑有力，小便不利，大便黏溏。查阴囊右侧肿大如鸡卵，表皮发亮。辨为肝胆湿热下注，处方：当归12g，川芎10g，白芍20g，白术12g，茯苓15g，泽泻30g，黄芪50g，防己20g，紫苏叶12g，木瓜12g，大腹皮12g，黄皮果核30g，枸橘25g，川楝子15g，川牛膝30g。7剂，水煎服，每日1剂，分3次服。

　　1周后复诊，睾丸肿大已消为鸽子蛋大小，不很痛了，病人很高兴，直赞中医疗效好，效不更方，续服7剂，痊愈。(《古道瘦马医案》)

　　(验案2)　陈某，男，62岁，2011年1月4日初诊。患者于1个月前突然出现左侧睾丸肿痛，发热，住郑州市某医院，诊为附睾炎，用抗生素治疗，

3天后已不发热，睾丸肿痛亦减，又治疗近1个月，睾丸不痛但仍肿，故出院找中医治疗。现左侧睾丸肿如鹅蛋，不红不热，舌质红，苔薄黄，脉弦。辨为肝经湿热下注，用龙胆泻肝汤7剂。

2011年1月11日二诊：用上方肿无变化，舌质不红，苔薄白，脉弦。改为五苓散加川楝子、小茴香、荔枝核、橘核仁。7剂。

2011年1月17日三诊：睾丸肿仍无改善，舌脉无变化。笔者以前曾用当归芍药散、防己黄芪汤合鸡鸣散治疗过精索静脉曲张伴有睾丸肿痛症，故改为三方合用之剂。7剂。处方：当归12g，川芎10g，白芍20g，白术12g，茯苓15g，泽泻30g，黄芪50g，防己20g，紫苏叶12g，木瓜12g，大腹皮12g。

2011年1月24日四诊：睾丸已消至鸡蛋大小，仍服上方14剂，并嘱其春节停服5天。

2011年2月10日五诊：睾丸已不肿，再服上方10剂，以巩固之。（李发枝《经方论剑录》）

男性阳痿灵验方

[**主方**] 蜈蚣100条，生水蛭30g，当归60g，白芷60g，生麻黄30g，羌活30g，高丽参60g，淫羊藿30g，马钱子8g，雄蜻蜓40只，磕头虫30g。打粉装胶囊，口服，每次6粒，每日3次。

[**主治**] 男性阳痿和性功能不济。

古道瘦马体悟

此方是我吸取众多民间验方并结合现代药理研究的一个经验方，临床运用安全可靠，无不良反应。多年使用，效果显著，为我秘囊中一专方。

◆ **验案** ◆　李某，男，42岁。人虚胖，动则汗出，乏困，力不从心，阳痿不举，吃过多种药疗效不佳，要求中医治疗，辨为气虚不足，肾伤精耗。处方：阳痿不振专方。蜈蚣100条，生水蛭30g，当归60g，白芷60g，生麻黄30g，羌活30g，高丽参60g，淫羊藿30g，马钱子8g，雄蜻蜓40只，磕头虫30g。打粉装胶囊，口服，每次6粒，每日3次。

服用1周后起效，能同房，但自感硬度不够，医嘱继续坚持服用，并节制房事，后痊愈。（《古道瘦马医案》）

此案是我成功治疗众多阳痿病人中的一例，用的是我研究多年，且临床效果较好的专方，其方理并非是完全按中医的理法方药组织的，而是从多个治疗阳痿的秘验方中提出有效药物，并结合现代药理而组成的，自谓中西合璧。本着有效就是好方，存在就是合理的认识，自拟成方，希读者不必刻求中医理论是否合理，有时还真讲不出道理，然而确实效验，故写出供参考。

男性精弱不育方

[**主方**] 生黄芪40g，党参30g，白术20g，茯苓25g，菟丝子40g，五味子12g，覆盆子15g，枸杞子30g，车前子15g，女贞子15g，蛇床子12g，桑椹子30g，何首乌15g，急性子15g，威灵仙15g，韭菜籽15g，羌活15g，甘草6g。水煎服。配服强精再生胶囊。

[**主治**] 男子精弱量少不育。

此方是老师王幸福在临床治疗男性精少无精不育症的常用方，跟师几年中屡见老师用此方治疗男性不育症，有效率很高，病人服过几个疗程后精子质量和数量大幅提高，与女方配合很快怀孕。常见治疗之后，夫妇得子后专门来感谢老师之情景。听老师讲，此方以传统经典方五子衍宗丸为主，参考众多名医之效方，加上多年的经验组成，补肾填髓生精于一体，施于临床效果显著。

在老师的指导和传授下，我临床用此方治疗男性无精或少精等病人，也取得了令人满意的效果。现举验案一则以飨读者。

验案 徐某，男，24岁，大庆市人。结婚3年未育。初以为女方是有病，于是遍寻各地老中医治疗6个月也未怀孕。后打电话与我述说病情，我建议男方2～7天不要同房，进行精液常规化验。检查后当时医院提示无精子，于是开始奔波于各大医院进行治疗1年有余，未见到任何效果，很是茫然。

失望中，突然想到自己当初有病，是经我提示后才发现的，于是找到我，拿出化验单求治。化验单显示：精子密度，成活率，A级、B级精子均为"0"，查用药情况，肌内注射过绒毛膜促性腺激素，口服过十一酸睾酮（安特尔）、他莫昔芬、维生素E等，皆为权威医院用药，且超过3个月未见效，于是医生告诉患者此病非常难治。不妨找中医试一试，看看效果。如还是无效果，建议领养一子为好。

听后四诊：面青黑，略带愁容，口唇稍干，时叹气，舌淡苔薄白，脉细略沉，辨为脾肾两虚，肝气郁结，治宜健脾益肾，生精养髓，疏肝理气。处方：生黄芪40g，党参30g，白术20g，茯苓25g，菟丝子40g，五味子12g，覆盆子15g，枸杞子30g，车前子15g，女贞子15g，蛇床子12g，桑椹子30g，何首乌15g，急性子15g，威灵仙15g，韭菜籽15g，羌活15g，甘草6g。水煎服，15剂。

同时配服王幸福老师研制的强精再生胶囊（主要成分为鹿茸、紫河车、鱼鳔、西红花等），先用3个月。

3个月后的一天，我正在坐诊，患者拿着礼品，进门就喊，李大夫你的药太神了，有效了。并拿出化验单叫我看：精子密度1000万，成活率55%，A级精子8%，B级精子14%，患者甚为高兴，我心里也有数了，于是嘱其继续服强精再生胶囊3～6个月。1年后的一天，突然接到患者打来的电话，说他家刚生了一个儿子，4.2kg，为感激中医，特为儿子起名为徐宗懿（谐

音徐中医，意为中医治好了他的病，并使其延续了后代）。（李中文副主任医师撰写）

 治疗前列腺炎方

[主方] 半枝莲 30g，半边莲 30g，地龙干 25g，败酱草 30g，虎杖 15g，瞿麦 20g，王不留行 20g，冬葵子 15g，台乌药 15g。

[主治] 急、慢性前列腺炎。

[来源]《临证碎金录》——治疗急、慢性前列腺炎验方一则。

急、慢性前列腺炎、前列腺增生、前列腺肥大，常见淋证、癃闭的症状。由于前列腺解剖位置的结构特殊，生理、病理变化特殊、易病难愈的病种特殊，严重地威胁患者的身心健康，甚则引起前列腺神经症，已成为男科难症。方药虽多，莫衷一是，不少病人掉进了广告效益的陷阱，弄得因病致贫。说实话，中医中药无论是辨证论治或专方专药，疗效也不够稳定。

有一次，一位老病号患前列腺炎，持某医院门诊部泌尿科专家病历来转方，并说："服此方非常有效"。方组：半枝莲 30g，半边莲 30g，地龙干 25g，败酱草 30g，虎杖 15g，瞿麦 20g，王不留行 20g。观其立方大意仍未脱离活血化瘀、消坚败毒之法的框框。方中瞿麦配王不留行——化瘀通滞，我们应用时又加：冬葵子配台乌药——滑利行气作为"佐使"，以完善方阵组合中的增效作用。炎症反应较重者加野菊花 15g；前列腺肥大，小便点滴难下者加水蛭胶囊，每服 2 粒，每日 3 次，汤剂送下，并结合芥硫散冲水坐浴。运用此法有不少拒于手术的病人，尚能拔去导尿管，再进行保守治疗。本方通过长期临证观察，疗效较为满意。方中主、辅之品的功效，姑且不论，然而佐使两组药对，功能行窜化坚，导滞散结，有可能穿透前列腺脂膜，引导诸活血败毒药直捣病所，以荡逐腐浊，涤除"脓栓"的祛邪作用。从而显著地改善或消除肛坠如痔、会阴胀痛、尿频、尿痛、尿分叉、尿等待等诸多症状。但观察治疗一段时间，病情稳定后，仍须改服加味桂枝茯苓丸，配服地黄丸类巩固之，并坚持前列腺保健（见疗养须知），以控制复发及前列腺肥大。

古道瘦马体悟

　　治疗前列腺的方子很多，我用过很多，但属这方子效果较好，临床稍为一加减就行。曾治一上海病人，齐某，32岁，患有前列腺炎及阳痿。尿急，尿细，尿灼痛，会阴部胀瞥不适，腰酸痛，舌淡红，脉弦细。先处三妙散合八正散，7剂，清热利湿，化浊解毒。服后，症状不减，病人要求再诊。思之良久，处上方加减：半枝莲30g，半边莲30g，虎杖30g，地龙10g，王不留行30g，怀牛膝30g，乳香6g，蒲公英30g，莪术15g，萹蓄15g，炮穿山甲（代）6g。7剂，水煎服，每日1剂，分3次服，同时加服前列腺通瘀胶囊。

　　1周后复诊，病人大喜，告之服后，每日有晨勃现象，过去很长时间已没有了，尿线变粗，会阴部已不胀痛，尿亦不灼热。效不更方，以此方为主，微小变动，同服前列腺通瘀胶囊，又服1个月，基本痊愈，阳痿亦好，病人甚喜。（《古道瘦马医案》）

妙治皮肤病通方

　　[主方]龙胆草12g，栀子12g，当归12g，木通12g，泽泻12g，柴胡15g，黄芩15g，生地黄24g，紫草30g，白鲜皮30g，连翘30g，车前草30g，甘草10g。每日1剂，水煎服。

　　[主治]湿热内蕴外兼风热的多种痒疹，诸如湿疹、药疹、荨麻疹、带状疱疹、男女外阴湿疹、全身无名瘙痒、溃疡等。

多年以来，我在龙胆泻肝汤中加入白鲜皮、紫草、连翘作为基础方，用于治疗湿热内蕴外兼风热的多种痒疹，屡用屡验。

治疗风疹块属热者，我最初循常规按风热相搏于血分论治，选用疏风、清热、凉血方药，虽有疗效，但并不满意；后来改用本方，疗效明显提高，不仅对初起者效佳，即使是反复发作之顽固病例亦有良效。

曾治孙某，风团反复发作 3 个月不愈。就诊时见全身多处风团，述其又热又痒，夜间尤剧，难以入眠，舌质淡红而苔薄白，脉弦而稍数。辨证为湿热内蕴、风团外发。

处方：龙胆草、栀子、当归、木通、泽泻各 12g，柴胡、黄芩各 15g，生地黄 24g，紫草、白鲜皮、连翘、车前草各 30g，甘草 10g。服 3 剂其症大减，6 剂即愈，随访未再复发。

用本方治疗湿疹、药疹、带状疱疹，亦有较好疗效。特别是用于治疗男女外阴湿疹、瘙痒、溃疡诸疾，疗效更佳。

曾治徐某，女，患外阴湿疹 6 个月不愈，瘙痒而痛，黄带甚多，并感腰痛，其证显属湿热兼风为患，予本方主之。除内服外，又嘱其用药渣加花椒 10 粒煎汤外洗，3 剂后，诸症均减。守方 10 剂而愈。

又治王某，阴囊反复溃疡 6 年，复发加剧月余，瘙痒灼痛，舌红苔黄，脉弦。此为内蕴湿热与湿热相搏，而湿性重浊，热郁为毒，发为溃疡，经久不愈。治宜清利湿热，佐以解毒。予本方，以黄柏易黄芩，加苦参 20g。服 3 剂，痒痛大减，黄苔退去，舌质转为淡红，唯阴囊溃疡尚无明显变化。药既奏效，原方再进，为加强局部疗效，又嘱其用药渣煎汤坐盆，每日 2 次。如此内外兼治 1 周，诸症平复。以后偶发，见症均轻，仍以前法治之，3 日即效。

各种皮疹瘙痒，只要病机以湿热为主，或兼风、兼毒用本方，奏效多捷。因而想到，临床常见的无疹瘙痒，如有湿热内蕴的病机，运用本方也可能有效，于是试用于临床，果然奏效。

周某，皮肤如常，但瘙痒难忍，入夜最甚，难以成寐，西医皮肤科诊为瘙痒症，历时 3 个月，诸药无效。查其舌质红，苔薄黄，脉弦，辨证为湿热瘙痒，因兼腹胀，于本方中加入广木香 12g，仅服 3 剂，瘙痒顿止，1 个月后随访，痒未再发。

又治程某，病程月余，夜晚全身瘙痒甚剧，皮肤觉热，并有口干苦、尿黄热、大便结等湿热见症。遂予本方加生何首乌20g，3剂症减，6剂痒止。

再一例为老年周姓妇女，全身发痒历时9个月，遇热更甚，瘙痒难熬近日剧；查其舌质暗红，苔黄厚，脉弦。考虑此例除湿热内蕴之外，尚有血热血瘀，故以本方加赤芍15g，牡丹皮12g，并配合使用水牛角片，每次8片，日服3次。服药3天瘙痒有减，继服3天而瘙痒大减，再服3天瘙痒即止，未再复发。

皮肤发疹瘙痒，甚或溃烂疼痛，固然多由外邪侵袭所致，正如《金匮要略·水气病脉证并治》所说"风强则为隐疹，身体为痒"，但内因也不可忽视，上述皮肤病症的发病，多是内外合邪的结果。究其病机，属于火热者居多，正如《黄帝内经》所说："诸痛痒疮，皆属于火。"而内外之火，又往往兼湿，因此湿疹瘙痒多以湿热为患，固不待言；其他瘙痒性斑疹也多为风热而兼湿；即使是无疹瘙痒，湿热内蕴也是常见病机。

针对湿热这一病机，使用清利湿热之龙胆泻肝汤，可以收到一定退疹止痒的效果。然而，龙胆泻肝汤毕竟缺乏擅治皮肤病症的专药，且该方凉血解毒之力不足，且无祛风止痒之功，所以退疹止痒之功效尚不满意。有鉴于此，我特加入治疗皮肤痒疹的专药白鲜皮，取其清热燥湿、祛风止痒之功，又加入长于凉血解毒、活血通经的紫草皮及擅长清热解毒、消退斑疹的连翘，这样一来，本方不仅长于清利湿热，又可凉血解毒，且能祛风止痒，乃成退疹止痒之妙方，姑且名曰加味龙胆泻肝汤。（马有度《感悟中医》）

古道瘦马体悟

　　皮肤病的治疗对中医来说，也是一个顽症，不是那么好对付，如无好的方子更是屡治屡败。我临床多年深有体会，故一直在寻找良方，功夫不负有心人，经过筛选大量的治皮肤的方子，最终定位于马有度

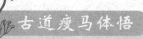

先生的加味龙胆泻肝汤，临床验证屡用屡验，最后成为我囊中治疗皮肤病的有效方子之一。

此方我除了严守本方外，又在其中加了地肤子、蛇床子、苦参、首乌藤几味药效果更好。

举例示之：曾治一位男性患者，65岁，老退伍军人，全身瘙痒长达近10年，治了无数中西医，都未能治愈，十分痛苦，经人介绍找到我，请求中医治疗。

刻诊：身上无斑无疹，白天黑夜就是一个痒，有时痒起来抓挠得遍体鳞伤，惨不忍睹。查舌微红苔薄腻，口中晨起微苦，脉浮滑微数，性格着急，饮食尚可，爱喝烈酒，阴囊潮湿，大便微溏，辨为湿热蕴结，风热郁表。先予中成药，防风通圣丸1周量，复诊，稍有小效，但不明显。余问能否喝汤药，答之，效果怎么样？我说先吃几服再说，于是处方：加味龙胆泻肝汤加地肤子30g，蛇床子30g，苦参10g，首乌藤50g。5剂，水煎服，每日1剂，分3次服。

再诊，一见面就说你开的药太苦了，我一笑问之，身上还痒么？他说好多了，这是几年最轻松的时候了。药再苦，我也要喝，这比痒好忍受多了。我乐了，效不更方，提笔又开出7剂，喝完，近10年瘙痒症痊愈。（《古道瘦马医案》）

临床上，我用加味龙胆泻肝汤经常治疗湿热型荨麻疹、玫瑰糠疹及各种无名痒疹和瘙痒症，可以说只要对症百分之百有效。

专治老年瘙痒方

[主方] 石楠叶30g，石菖蒲15g，僵蚕15g，威灵仙15g，何首乌30g，当归20g，首乌藤30g，蛇床子15g，白芥子15g，紫苏叶30g，芦根30g，蒺藜25g，生甘草9g，胡麻仁15g，台乌药15g。水煎服，每日1剂，分3次服。

[主治] 荨麻疹及老年瘙痒症。

老年瘙痒症是一个常见多发病，病理为血虚生风，热郁肌表，诊断起来很简单，但是治疗起来确实不易。我过去常用人参归脾汤加减治疗，效果不是很理想，少数有效，多数无效。后勤求古训，博览众书，搜集名医经验，提取有效药物，组成上方，运用于临床，结果取得了满意的效果。此方以经验方为主，吸取了名老中医孙鲁川的石楠叶、僵蚕止痒药对，石菖蒲、威灵仙、胡麻仁止痒角药，合东北一民间80岁老中医的治皮肤病效方中药对紫苏叶、芦根，养血祛风，通络止痒。

(验案) 曾治一老妇，62岁，全身皮肤瘙痒达5年之久。为治疗此病，去过哈尔滨、上海、广州等地，花了不少钱，中药也吃过无数，叫她形容起来说吃了有几麻袋，也没有治好。过敏原检测，也没有什么特殊的过敏物，同时也排除了糖尿病等其他致病因素。用过大量的激素、葡萄糖酸钙、甘草酸铵等药物，没有任何效果。来诊时还用手抓个不停，满身血痂。老人痛苦多次想轻生。查舌胖大有齿印，脉沉涩。处方如下：

何首乌30g，当归20g，首乌藤30g，石楠叶30g，僵蚕15g，蛇床子15g，白芥子15g，紫苏叶30g，芦根30g，蒺藜25g，生甘草9g，石菖蒲15g，威灵仙15g，胡麻仁15g，台乌药15g。7剂，水煎，每日1剂，分3次服。（《李中文医案》）

5天后，一大早来，老太太一进屋就给我跪下了，吓了我一跳，以为出啥事了。一问老太太说吃了2剂就不痒了。这药太神奇了。我告之，坚持把

药吃完。又配了1个月的丸药，吃完彻底痊愈。（《李中文副主任医师撰写》）

 顽固湿疹专治方

[主方] 土茯苓60g，莪术10g，川芎10g，甘草6g，白鲜皮30g，苦参10g。水煎，每日1剂。有渗液者加黄连5g，金银花12g；干性者加地骨皮10g，紫草15g。

[主治] 急、慢性湿疹，神经性皮炎等。

古道瘦马体悟

　　此方是治疗急、慢性湿疹和神经性皮炎的卓有显效之方。我最早是30年前从《千家妙方》一书中看到，作者是湖南老中医胡天雄先生，后又在《中医临床家——胡天雄》一书中再次看到，胡老称其为皮肤解毒汤。

　　据胡先生介绍，本方出《续名家方选》（日本村上图基撰），分量为余所拟定。原名从革解毒汤，据云为治疥疮之有效方。原注云："不用他方，不加他药，奏效之奇剂也。"经多年之临床观察，知本方对多种皮肤病有效，对过敏性皮炎效果尤著，对疥疮无显著效果，当是误认湿疹为疥疮也。

　　概皮肤疮病，多湿热为病，而瘙痒则主于风邪，土茯苓解风湿热毒，故为此方主药。凡皮肤病湿热胜而渗出旺盛者，方内有黄连、金银花，收效殊佳；其风热胜为干性者，瘙痒较剧，则以地骨皮、紫草易黄连、金银花，大有凉血止痒之功，气血不足者，归、芪亦可加入。因去"从革"二字，改用今名。

　　治疗皮肤病中的湿疹类病证，我过去一直以消风散为主加减，临床时有效时无效，很不顺手，一直想找一个疗效较好的方子。经过查找文献，翻阅名老中医之医案，发现了这首皮炎解毒汤，验证于临床，确无虚言，治疗急、慢性湿疹十中八九，心中甚为惬意。该方简洁明了，很好掌握，易于加减。我临床上因嫌其中个药量偏小，常增量，并加入其他药，效果更好，更显著。

验案1 唐某，男，11岁。刻诊：全身瘙痒，尤其是双臂双腿，泛红色暗深，因出小湿疹，痒甚，被抓挠的血痂遍布，惨不忍睹，身上其余地方散在痒疹，但不及腿臂集中，舌淡红，苔薄白，脉浮数，饮食、二便基本正常。经省二院皮肤科诊断为湿疹，屡用西药和外用药膏无效，于是转治于中医，余为其处方上方加减：土茯苓60g，莪术10g，川芎6g，生甘草10g，地骨皮30g，紫草15g，苦参10g，白鲜皮30g，地肤子12g。7剂，水煎，每日1剂，分3次服。

1周后复诊，据其母云，真见效，已不痒了，也未见再出新疹。效不更方，又续7剂，基本痊愈，仅双腿、胳臂遗留暗红色印迹。三诊调整上方为土茯苓60g，莪术10g，川芎10g，甘草6g，地骨皮10g，紫草15g，桃仁6g，红花6g，当归6g，赤芍6g，生地黄10g。10剂，巩固治疗，后彻底痊愈。要求忌口3个月。（《古道瘦马医案》）

验案2 1973年4月，在沅江县小波公社时，有何姓小孩两姐妹，患渗出性湿疹，其姐年9岁，患此症已7年，妹已3年，余投此方，妹服3剂，即基本痊愈。其姐因腹泻纳差，以此方加白术、陈皮等健脾药，其愈亦在八九剂间。（《胡天雄医案》）

验案3 长沙蓄电池厂何某，患遍身红色丘疹，瘙痒无度，无渗液，缠绵8年不愈，一日，来余诊室，自我介绍是印尼归国华侨，因城市医院分科严，余告以余不治皮肤科，患者坚坐，非索一方不去，乃书皮肤解毒汤，以紫草、地骨皮易黄连、金银花，以5剂付之。过数日来，揭衣卷袖示余，则全身皮肤光滑如常矣。（《中医临床家——胡天雄》皮肤解毒汤）

白癜风治疗效方

[主方] 如意黑白散：墨旱莲90g，白芷60g，何首乌60g，沙苑子60g，刺蒺藜60g，紫草45g，重楼30g，紫丹参30g，苦参30g，羌活30g，苍术24g，浮萍30g。诸药共为细末，收储勿泄气，每日服3次，每次6g，开水送服。

[中医辨证] 风邪侵犯皮肤，袭入毛孔，致使气血瘀滞，毛窍闭塞，血不荣肤。

[功效] 祛风活血，除湿清热，补益肝肾。

验案 李某，女，29岁，学生。于1963年9月就诊。患者颈项、面部、臀骶、肩臂等处皮肤均有边界清楚、大小不等的圆形白斑，并且逐渐发展。2年来，曾多方求治较长时期服用过维生素B及烟酸，外搽以0.5%升汞乙醇，亦曾经以中医治疗，均未见效。患者前来此诊治，见其片状白斑于上述部位外，胸腹亦有白色小斑点，其白斑区内之毛发亦呈白色，其他无异常不适。余诊后即投以如意黑白散内服。另外，以外用药配合治疗，其方为：肉桂30g，补骨脂90g。以水酒各半混匀后浸泡二药，1周后用之。使用时患处洗净，外搽即可。其患者共服如意黑白散2剂，使用外用药1剂，病获痊愈。（《千家妙方》云南来春茂）

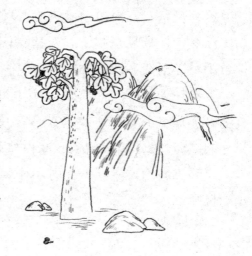

古道瘦马体悟

　　白癜风一病临床上很常见，治疗起来颇不易。病机分析起来很容易，但是苦于无有良方，治疗此病有年，仅得来春茂老中医的黑白如意散效果还不错。用此方加减治疗多例效果尚可。由于散剂不易服，改为胶囊还好。

　　余曾用此方加补肾强精方治一少女，右侧腹股沟上方有 2 块 3cm×5cm 大小、边界清楚的圆形白斑，年仅 13 岁，月经未初潮，人偏瘦羸，脉浮濡，舌淡白。肾气明显不足。故处上方加黄芪 60g，当归 60g，蝉蜕 30g，西洋参 60g，阿胶 30g，鹿角胶 30g，龟甲胶 30g，紫河车 60g，鸡内金 30g。打粉装胶囊，口服，每次 5 粒，每日 3 次。2 个月后白斑处色素沉着，呈麻点状，效不更方，再料痊愈。

　　对于此方用药的分析来春茂老中医文中自解：此方治疗白癜风，乃家传验方，余临床实践证明，屡用多效。其方中之墨旱莲能补肾固齿止血，《本草纲目》谓其"乌髭发，益肾阴"；白芷芳香通窍，能散风除湿，《本草纲目》谓其"长肌肤，润泽颜色"；重楼有消炎止痛、清热解毒之功；何首乌补肝肾，益精血，治血虚白发及遗精腰酸；丹参活血养血，祛瘀生新；紫草专入血分，能凉血解毒；苦参清热燥湿，能祛风杀虫，尚治周身风痒，对于多种皮肤病用之皆可收效；苍术除湿发汗，散风疏郁；刺蒺藜祛风散结，平肝开郁，治皮肤风痒。沙苑子补肾强阴，此味即可单方研末蘸煮猪肝服食，能治本病。诸药相伍具有祛风活血，除湿清热，补益肝肾之功。外用药肉桂辛温益火消阴，补骨脂补肾益阳，二药配伍，使阴从阳化，兴奋活络，以利祛邪外出，肌肤得荣。故内外兼治，使以此病得治。而如上之方，实践体会到，对于治疗皮肤瘙痒症、慢性湿疹、酒渣鼻等皮肤病尚有较好效果。

银屑病治疗效方

[处方] 当归 25g，川芎 15g，红花 15g，羌活 25g，独活 15g，鸡血藤 50g，猪牙皂 3g，木通 10g，荆芥 15g，防风 30g，麻黄 10g，苍术 25g，胡麻仁 5g，蝉蜕 25g，苦参 40g，白鲜皮 50g，甘草 25g。每日 1 剂，水煎，早、晚 2 次温服，同时外涂一扫光皮癣净。要求服药期间及愈后百日内，忌食鱼、蛋、肥脂、辛辣、生冷。

[主治] 银屑病。

验案　我曾治一老妇，65 岁，患有糖尿病、高血压和严重的银屑病。患者已在其他中医机构和某专门治疗银屑病的老中医看过，无效，经人介绍找到我，不要求治高血压和糖尿病，专治银屑病，说此病已把人折磨得痛不欲生，几次寻短见，这次找到你是最后一次治疗，不效就再也不治了。我听后，感觉压力巨大。

刻诊：人中等个，略显富态身胖，舌淡红，苔薄白，脉弦滑有力，饮食、二便正常。查全身银屑病除面部无疾，无一处好地方。尤其是双下肢、臀部、背部大面积皮癣，厚度有一个硬币之多，上面覆有白屑，基底粉红，个别地方抓挠出水，而且满头皆是，奇痒无比，影响美观。曾在某中医处吃过大量蜈蚣、全蝎、小白花蛇等药，初期有效，后无效。现诊为重症银屑病，风热郁表，湿毒浸淫。处方消风散合荆防败毒散加减：荆芥12g，防风12g，羌活15g，独活12g，前胡12g，柴胡12g，麻黄6g，苍术10g，当归15g，川芎10g，生地黄30g，鸡血藤50g，胡麻仁15g，苦参40g，白鲜皮50g，蝉蜕12g，忍冬花30g，连翘30g，猪牙皂3g，

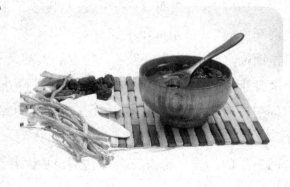

土茯苓60g，乌梢蛇30g，生甘草12g。7剂，水煎，每日1剂，分3次服，外涂一扫光皮癣净药膏。

1周后，复诊，癣处已无流水，痒轻，无伤胃呕吐不良反应。效不更方，又服20剂，癣处迭加厚屑已退，接近正常皮肤，基本不痒，患者甚为高兴，信心大增，再续30剂痊愈收功。这期间一直涂用特制药膏一扫光皮癣净。（《古道瘦马医案》）

 ## 民间医秘"三两三"

记得1961年新年，我在谈起《江西中医》熊梦"冷庐医话"载"三两三"用于一切久不愈之皮肤病经验有卓效，熊梦说："吾之开业期中，曾用此治疗数例患荨麻疹，病程达十余年之久，服用此方月余，收到根治效果，诚良方也。"

我好奇地问宋老（宋孝志），"三两三"方出自何书？为何人所创？图书馆能否借到？宋老说，"三两三"是民间医秘传镇宅之宝，无创作者和书籍流传于世。你这一问，使我回忆起1936年资兴民间医生袁国华先生，他在宜章执业，与我性情相投，交往年余，因其年已古稀，没有著作，也不带徒，因恐家中秘传良方失传，才把"三两三"口传心授给我，今年我挤时间把它整理出来。

1962年第2期《广东中医》刊登了宋老整理发表的袁国华先生的"三两三"，全文抄录如下："三两三"，亦称"三两三钱三"，很可能因为方剂分量而命名。名为"三两三"的方剂大都属于秘传，多捷效，一般掌握在民间医师手里，草药医掌握的更多，所以在群众中流传这样一句话，"病要好的快，须用三两三"，可见群众对"三两三"的评价。

"三两三"的组成，一般都是4味药，君臣佐使配合很严谨，每一个"三两三"的汤方，都有三分保密药，由医师亲自加入汤内，虽然加的只是三分药，而疗效就高很多了。

1."疮疡三两三"

[处方] 生黄芪 30g，金银花 30g，全当归 30g，生甘草 9g，川蜈蚣 0.1g。

[方解] 金银花治一切风湿气；当归治一切风，除湿痹；黄芪能止诸经之痛；甘草通经脉，利血，坚筋骨，长肌肉；蜈蚣善走祛风。蜈蚣辛温有毒而能除风攻毒，主治丹毒瘰疮，便毒瘰疬，用于迁延日久之疮疹，更具殊功，此物虽有毒，但在能解百药毒的甘草协调之下，无不良反应。黄芪、甘草宜生用，不宜炙用，炙则纯属内补，排毒之力转微。

[功用] 养气血解毒。

[主治] 疮疡、肌肉风湿、风疹。用于久治不愈的皮肤病及荨麻疹等。

验案 刘某，男，40余岁，患肌肉风湿已10余年，更历多医，迄未根治，甚以为苦，后更生黄水疮，自以为疮疹小毒，未曾就医，迁延2年余，形体日愈，前来就诊，详其病情经过，按辨证施治标本先后原则，先治其新病，予"疮疡三两三"6剂，药后不但黄水疮结痂告愈，肌肉风湿痛亦随之大减，遂教再将原方服6剂，肌肉风湿痛亦获痊愈。后经访问未复发。此后，每遇肌肉风湿痹痛之久治无功者，转予本方，莫不获效。

邱氏，女，20余岁，经闭3年余，多方疗法无效，时发风疹来诊，予本方服3剂后，风疹愈而经行。后曾多次用于体弱经闭患者，均得奇功。

2."首风三两三"

发病有时的头痛或偏头痛是临床上常见的顽固性病证，不易根治，如果气候有变化，或将要起大风时，先一日必出现剧烈头痛，正如《内经·风论》所说："首风之状，头面多汗，恶风，当先风一日则病甚，头痛不可以出内，至其风日，则病少愈。"

[处方] 麻黄（打碎节先煎去沫）30g，桂枝（去皮）30g，罂粟壳30g，甘草9g。痛偏于左的加龙胆草0.1g；痛偏于右的加钩藤0.1g；痛不偏的加陈细茶0.1g。

煎服法：用水约 4 碗，先煎麻黄，沸后去净沫（或连水都去掉），再用 600ml 水纳诸药同煎，取水 240ml，分作三服，一服痛已即止后服。

[禁忌] 服药 6 日内禁生冷、油腻、鱼腥酸辣，36 日内禁房事。男女同法。

本方剂量不可减轻试用，否则患者容易产生抗药性，以后再足分量，亦不生效。

[注意事项] 麻黄必须打碎节，先煎去沫，或去头煎，桂枝必须去皮，不然会有鼻衄的后果。

头痛的原因：头痛、偏头痛久而不愈的主要原因是风寒入于骨髓，一般性头痛，其痛不会逾月的。

正如《素问·奇病论》中说："帝曰：'人有病头痛，以数岁不已，此安得之，名为何病？'岐伯曰：'当有新犯大寒，内至骨髓，髓者以脑为主，脑逆故令头痛齿亦痛，病名曰厥逆。'"又如《素问·风论》中所说："风气循风府而上，则为脑风……所沐中风，则为首风。"

[治则] 祛风逐寒为主。

[方解] 凡风寒之邪，皆由皮毛而入，故必使之从皮毛而出。本方麻黄散寒，桂枝祛风，更以罂粟壳固表止痛，甘草和中。痛偏于左为肝气上逆，用龙胆草泻肝火；偏于右者为百肺失清肃，以钩藤平息肝风（左右以先天八卦定位：东方震木为肝；右为兑金为肺）。陈细茶解结止痛，服之鲜有不效者。轻者一服即愈，重者 2 剂必愈。如服 1 剂不效，不可再服。因尚有不属于风寒入里之头痛，如梅毒蕴结、胃热熏蒸等，就不是本方所可治疗的。

(验案) 邓某，男，50 多岁，患偏头痛 10 年，发则头面汗出，每遇气候将变，疼痛必甚，适有袁国华医师在宜章执业（时在 1936 年），我即介绍予之医治。袁医师予首风"三两三"，服药 1 剂，其痛即止，后屡经访问，迄今未复发。

3. "跌打三两三"

病者从高树或楼上失足跌下，伤重垂危，看伤者没有破皮折骨，只用"跌打三两三"就行了。

[处方] 全当归 30g，金银花 30g，大川芎 30g，穿山甲（代）9g，滇三七（研冲）0.1g。

煎服法：此药将酒一碗，水两碗，合煎取一碗半，分 2 次温服。服第 1 次约经 4 小时后，伤者必然大便，若便中带血，不必惊讶，继续二煎服下，次日必渐能行动，再将原方配服 1 剂，静养 2～3 日就可以劳动了。

用药的理论依据：《素问·玉机真脏论》说："急虚身中，卒至五脏闭绝，脉道不通，气不往来，譬于坠溺，不可为期……" 就是说，跌仆、溺水这一类外伤，就由于本身虚竭，仓猝支不住而出现失足沉溺，以致五脏闭绝，脉道不通，气不往来，这在诊脉上是不可以预期的。如由高坠下，必须一时出现目眩心悸才会失足跌下，这就是所谓急虚身中。

[治则] 通经脉，活气血。因为是急虚，所以着重通气活血；因为是身中，所以着重在解结去瘀。

[方解] 本方当归除客血内塞，温中止痛，破恶血，生新血，协同川芎理一切血，去瘀血，养新血；金银花通行十二经，消诸肿痛；穿山甲（代）出阴入阳，通串经络，能直达病所；三七散血止痛，于跌仆未出血者，更为要药。君臣佐使配合得宜，真有起死回生之妙。如果骨断筋折，就不属于本方范畴了。

论真脏脉：《素问·玉机真脏论》"急虚身中"一段，读不明，历来注家都解释为"内伤"，不想想在临床上的"内伤急中"是没有不出现真脏脉的，只有坠溺之类的外伤，虽由急虚所引起，但不会出现真脏脉。古人正恐人误会内伤，所以举例"譬于坠溺，不可为期"。其脉绝不来，若人一息五六至，其形肉不脱，真脏脉虽不见犹死也。这里要指出的内伤脉象，一息 5～6 至是决不会死人的。外伤就不同了，血伤之后，应当脉见迟涩，若有数象，证明瘀血入心，舌中必见瘀点，这就很危险。

第二天我特地访问伤者，他说："昨日吃了药后，大便下了 2 次血，当时觉得周身舒服，疼痛减轻。"我问："你怎样在树上摔下来的？"他说："我在树上，忽然心中悸动，头眩眼花，手脚支持不住，就跌下来了。"这样对照袁医师所说，确实和事实相符，不能不令人心折。

以后这一"跌打三两三"，我常在临床上应用，都收到了如期效果。

验案 1947年，有一曾姓者，由高楼跌下，牙关紧闭，气绝无声，其家中人请村中一跌打医师诊出，该医师见病危重，连摇头表示不可救药，当时我正在该村出诊，遂请同往救治，检查伤势后即处原方予之，那位跌打医师不信，并有激词，我即对伤家说："吃了这3服药便可挽救。"药煎好，即将滇三七末调入汤中予服。药后腹中雷鸣，过了3个多小时，伤者渐知人事，再将二煎药服下，又过一时许大便1次，便中纯为紫色血块；第2日原方继续服1剂，又下紫黑血块2次，疼痛消失，已能步履；第3日再服1剂，便中已无血，伤势也基本好了，那位跌打医师方才信服。以后三四年当中他用此方治疗15例，没有不收到效果的。

[按] 1976年五建老工人为中医研究院盖房，墙高2m多，夜间施工，一老工人失足从铁架跌下，上午8点多用担架抬至门诊，神志清醒，跌下已5个小时，不见出血征象，受了点惊吓，臀部先着地，地下是从根基翻上的湿土松软，所以伤的不重，脉无涩象，方处以减半"跌打三两三"5剂，7天假满就能来上班了。

4. "溃疡三两三"

[处方] 赤小豆30g，天花粉30g，贝母30g，大冰片0.1g。

[主治] 痈疽溃后，久不敛口，或远年近日之溃疡均可敷贴。

[用法] 上药各研成极细末，称足分量后，再将药末和匀，视疮口大小分为2包或3包，每包用鸡蛋清调敷，日换1次，换下之药，不可扔掉，将脓血放置净土上，（地气）吸去其毒，次日仍以鸡蛋白合前药匀调包敷，以1剂交替使用，至愈为止，药力始可用尽。

此药用后可保存，使用次数越多，效越大，看来不符合卫生和科学原理，但在实践中确是如此，原理在哪里，仍不可得。

◉验案 彭某，男，60余岁，中医师，足生痈毒，冬愈春发，往始20余年，内服外敷，百药不效，后来求诊时自称为臁疮，遂予本方敷贴20余日，即告痊愈。

吴氏，女，患手背发1年余，溃后肉腐见骨，更历十余医，均未见效，因家贫寒异常，遂教向彭某家乞其余药，敷贴十余日，即生肌敛口而愈。其邻居家有小孩，头部生一疖毒，已3年余，医药未效，吴氏以余药予之，敷贴六七日，亦获痊愈。

[按]"三两三"在《广州中医》发表后，还赠了一本杂志，即1962年第2期，我一口气将"三两三"读完。晚饭后和宋老闲聊，问其是否全部把"三两三"发表，他说还有一些"三两三"，在临床上未验证，所以没有发表，加之已过26年，也忘掉一部分。

5. "热痹三两三"

[处方]益母草30g，透骨草30g，仙鹤草30g，知母9g，制马前子0.1g。

[主治]热痹及类风湿关节炎及痛风等。

[按]我从此方化裁出一个痛风丸，专治痛风。

6. "安眠三两三"

[处方]生地黄30g，酸枣仁30g，茯神30g，防己9g，朱砂（分冲）0.1g。

[主治]少寐易醒（即神经衰弱症），但朱砂不能多服，6～12剂即可。

[按]本方有防己地黄之意，若温服后加白酒或黄酒一杯，则会"不安神而神自安"。

7. "自汗三两三"

[处方]生黄芪30g，生龙骨、生牡蛎各15g，黑豆30g，炒白术9g，灯心草0.1g。

[主治]自汗出。宋老常用此方，惜未将底方保存下来。笔者也常用，常去炒白术，加桑叶9g。

[按] 1964年，为了治急性血吸虫病导致顽固性鼻衄，中西医皆束手无策时，我创制了"镇衄三两三"（生地黄30g，桑叶30g，白茅根30g，党参10g），用于治疗除阳虚以外的各种衄证，如鼻衄、耳衄、齿衄、眼衄、唇衄、指衄、肌衄（血小板减少）、精衄（精索炎症）、腘衄、乳衄等。特别令我高兴的是，"镇衄三两三"，每服1剂，可提高血小板1万，一般7剂，衄血可止。若阳虚则用甘草干姜汤（甘草6g，炮干姜15g），5剂即可，再用附子理中丸善后。（《名老中医学术思想源流——宋孝志》高齐民笔记）

附："抗癌三两三"

[处方] 黄芪30g，土茯苓30g，生薏苡仁30g，当归30g，甘草10g，党参20g，五灵脂20g，莪术、白术各20g，赤芍、白芍各15g，桂枝15g，姜黄30g。

[功能] 益气扶正，抗癌解毒。

[主治] 各种恶性肿瘤，可减轻痛苦，延长生存期，带病延年，同时与放疗、化疗有协同增效减毒的作用。

[方解] 中医对肿瘤的认识，早在殷墟甲骨文中就有"瘤"的记载，《黄帝内经》已经有"肠覃""石瘕""癖结"等病的论述及"坚者消之""结者散之"的记载。后代医家称之为"瘿瘤""赘瘤""噎嗝""恶疮""岩""癌"。

肿瘤的发生可总括为正虚、气滞、血瘀、痰凝、毒聚，方用黄芪、当归益气养血扶正，生薏苡仁、土茯苓利湿解毒抗癌，党参、五灵脂益气化瘀，相畏相激，莪术、白术攻补兼施，健脾抗癌消瘤，姜黄行气活血，抑制癌细胞生长，阻挡其转移，桂枝、芍药、甘草辛甘化阳，酸甘化阴，建立中气，全方成扶正抗癌之功。

目前，部分学者已经认识到肿瘤的发生是细胞间调控与信息传递被打乱，致癌作用是一个有逆转可能的连续统一体，过度杀伤癌细胞有可能会损伤机体的正常反应性，破坏内环境平衡，使原已失衡的机体调控作用更加恶化和紊乱。有效地治疗并不需要肿瘤的完全消退及肿瘤细胞的全部杀灭，而是要提高其基因稳态和自我康复的能力。

本方在杀伤肿瘤细胞方面不如化疗药物作用强，但其可扶正抗癌，以求带病延年，减轻痛苦，与化疗药有增效解毒的协同作用。

[加减] 鳞癌注重化瘀，加桃仁、水蛭。腺癌注重燥湿化痰，加海藻、贝母、半夏、天南星。甲状腺肿瘤血碘低者重用海藻、昆布、海浮石、海哈壳，血碘高者则禁用。肺癌尤需防燥，加天花粉、五味子、百合。肝癌加郁金疏利肝胆。食管癌加威灵仙。骨癌需补肾解毒：加骨碎补。乳腺癌重用漏芦。各种癌转移至淋巴结，注重软坚散结，加鳖甲、鹿角霜、牡蛎，属于寒毒蕴结者，重附子；阻塞脉络，静脉、淋巴回流受阻，肢体水肿者应通络利水，加地龙、鸡血藤、泽兰、泽泻、益母草；消瘦，营养不良，白细胞降低，加熟地黄、山药、人参、紫河车、灵芝。

五虎消瘤丸：蜈蚣、全蝎、守宫、蜂房、干蟾皮、半夏、贝母、白术、海藻、山慈菇、鳖甲、西洋参、阿胶、鹿角胶、灵芝、紫河车、砂仁。为蜜丸，每服15g，每日2次。糖尿病患者改为水丸。此方立足于补益精血、抗癌消瘤。

【验案1】　李某，女，78岁，2002年3月4日。右侧乳腺癌并淋巴结转移，肿块约5cm×6cm，压痛（十），质硬，神疲，气短，乏力，面色萎黄，舌淡红，苔中后部，灰黑腻而润，脉沉弱，此气阳两虚，湿聚成毒。处方：黄芪30g，土茯苓30g，生薏苡仁30g，当归30g，甘草10g，党参30g，五灵脂30g，莪术、白术各30g，海藻30g，炮附子（先煎）20g，木香15g，郁金20g，姜黄30g，大黄10g，半夏30g，牡蛎30g，漏芦30g。同时加服五虎消瘤丸。治疗1周，灰黑苔消退，前方去大黄加鸡血藤、木鳖子等，前后治疗8个月，除肿块依旧，余与常人无异，1年后间断服药，随访2年，面色红润，精神矍铄，带瘤生存，无明显不适。

【验案2】　秦某，男，67岁，2007年12月10日。胸脘灼热空豁隐痛，纳呆，乏力，二便尚正常，舌淡红，胖嫩，苔薄白腻，脉沉弱无力。

胃镜：

①Barrett食管：黏膜稍粗糙，距门齿30cm右前壁可见约0.3cm×0.5cm卢戈染色淡染区，边界尚清，质软，下段齿线上0.5cm右前壁可见约

0.5cm×0.5cm黏膜呈橘红色改变，边界清，表面尚光滑。

②慢性浅表性胃炎伴糜烂：胃底及胃体部黏膜麻疹样充血，胃窦部黏膜散在片状充血斑及脐样隆起糜烂。

病理诊断：均为少量增生、增厚的黏膜鳞状上皮。

此中气不足，瘀毒为患。处方：黄芪30g，生薏苡仁30g，土茯苓30g，当归30g，甘草10g，枳实10g，莪术、白术各15g，党参15g，五灵脂15g，桂枝15g，赤芍、白芍各15g，半夏15g，贝母10g，桃仁10g，蚕沙15g，木瓜15g，生姜10g。每天1剂。

1月3日复查胃镜：食管黏膜光滑，管腔通畅，蠕动良好，胃窦部黏膜粗糙散在片状充血区，十二指肠球部散在片状充血区。

注：Barrett食管为癌前病变，西医嘱定期复查，且自确诊至服中药期间只服阿莫西林、西咪替丁数天，余未做特殊治疗。

此方对于以下疾病也有效果。

验案1　脓疱病

刘某，女，57岁，2005年10月27日。左手患掌跖脓疱病，无瘙痒，脱皮，久治未愈，舌淡胖苔薄白，脉沉缓。处方：黄芪30g，生薏苡仁30g，土茯苓30g，当归15g，甘草10g，蜈蚣1条，天花粉15g，白芷15g，桔梗15g，白鲜皮15g，赤芍15g，玄参20g，蒲公英30g，夏枯草30g，漏芦30g。

服药5剂脓疱即减轻，前后治疗1个月，脓疱消失。

验案2　天疱疮

高某，男，70岁，2007年7月13日。患天疱疮2年，近1个月加重，以四肢为主，水疱大如核桃，破溃后流淡黄色液体，而后结痂脱落，皮肤近于腐败，之即脱落，脑梗死、脑萎缩多年，左上肢已僵直，右肢屈曲，不能屈伸，卧床2年，饮食、二便正常，舌红而艳嫩苔少，脉濡略数，此属本虚标实；中气不足、湿浊瘀毒为患，治宜甘温补气利湿解毒。处方：黄芪30g，生薏苡仁30g，土茯苓30g，当归15g，甘草10g，蜈蚣1条，苦参10g，玄参、丹参各15g，牡蛎30g，天花粉30g，何首乌15g，白鲜皮20g，牡丹皮15g，赤芍

15g，生地黄15g。

外用两方：

[方1] 枯矾、滑石、蒲黄、大黄、黄连、血竭、青黛，等份为末。

[方2] 苦参、玄参各15g，黄柏10g，花椒10g，白芷15g，蒲公英30g，百部15g，白头翁15g，虎杖10g。水煎调方1外覆患处。

服药3剂，水疱未新发，出现腹泻，每日2～3次，前方去何首乌加地榆，巩固15天后，减少利湿解毒药，合入人参养荣丸方意，补养气血，生肌长肉，选用熟地黄、鸡血藤、肉桂，疗效巩固。

附注：邪气留恋，正气已虚，甘温补益为正途，但是毒已入营血，故而甘温恐有助焰之弊，配伍咸寒方为妥当。

● 验案3 前列腺炎

周某，男，37岁，2007年6月13日。近6个月排尿无力，尿流不畅，尿频每日7～8次，无尿痛，前列腺液常规：卵磷脂小体（＋＋），脓细胞成堆，舌淡嫩红苔薄白，脉沉缓。处方：黄芪30g，生薏苡仁30g，土茯苓30g，当归15g，甘草30g，蜈蚣1条，蒲黄30g，琥珀10g，草薢30g，白芷15g，附子30g，虎杖15g，泽泻10g，牡蛎30g，五灵脂15g，独活10g，败酱草30g。

服药1周即见效，加减治疗至7月20日，无明显不适，前列腺液：卵磷脂小体中量，脓细胞（一），白细胞3～6个/高倍，临床治愈。

附注：此症虽谓前列腺炎，但不可一见"炎症"即苦寒攻破谓之"解毒"，而应以补气温阳扶正，活血祛瘀生新，利湿降浊解毒为大法，甘草大量即可解毒，又可增液，防甘温及渗利药伤阴，黄芪补中气以祛邪解毒，得附子温振元阳，其效更宏，又以泽泻淡渗、牡蛎咸寒制附子之燥热，五灵脂化瘀祛浊，草薢利湿化浊，琥珀活血通淋。卵磷脂小体也属于正气阴精的一分，"温补而愈，愈出自然；攻破而愈，愈出勉强"。

● 验案4 湿疹

夏某，女，34岁，2008年3月14日。面部慢性湿疹1年，色暗红，瘙痒，少许渗液，进食辛辣刺激性食物加重，舌淡苔薄白腻，脉沉弱无力。经用利湿解毒之药无明显效果。予以补气扶正，利湿解毒，养肤润。处方：黄芪30g，生薏苡仁30g，土茯苓30g，当归15g，甘草10g，白鲜皮20g，地肤子20g，升麻30g，何首乌15g，丹参20g，蛇床子20g，蒺藜20g。

服药5剂，湿疹明显减轻，再服1周基本痊愈。

验案5 荨麻疹

房某，男，45岁，2008年5月15日。荨麻疹，夜发昼消，瘙痒，皮疹色红，皮肤划痕症（＋），胸闷气短，体力不支，外阴潮湿，性功能降低，便黏腻不爽，舌暗淡红苔薄白，脉沉弱无力。久治不愈，抗过敏药只能控制当时发作，中药祛风止痒、利湿解毒、温阳散寒、活血化瘀，皆无明显效果，为气虚湿毒内盛。处方：黄芪30g，生薏苡仁30g，土茯苓30g，当归15g，甘草10g，艾叶15g，荆芥15g，防风10g，白鲜皮30g，地肤子30g，桂枝10g，白芍10g，乌梢蛇10g，茅根20g。

服药2剂皮疹消失，偶见零星几个单发。

验案6 扁平疣

范某，女，40岁，2005年3月15日。面部扁平疣6个月，以前额为多，皮损如粟，光滑，质软，轻度瘙痒，面色晦暗无华，舌淡胖，脉沉弱。处方：黄芪30g，生薏苡仁30g，土茯苓30g，当归20g，甘草10g，蒲公英30g，升麻20g，白芷10g，夏枯草15g，桂枝10g，白芍15g。

治疗3周，病变皮损基本消失，嘱其服参苓白术散善后。

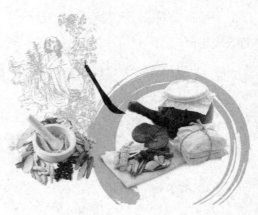

验案7 红斑狼疮

林某，男，25岁，2007年3月8日。患红斑狼疮3年，双手可见盘状红斑，上有角质屑黏附，拭之不去，部分可见萎缩性瘢痕，略有凹陷。尿常规：蛋白（＋＋～＋＋＋），24小时尿蛋白定量2.73g，血常规：白细胞3.5×10⁹/L，长期服用爱若华（米氟米特）、泼尼松维持。

自诉手部红斑冬重夏轻，四末不温，舌淡红，胖大，苔薄白润腻，脉沉细无力。此气阳两虚，湿毒内盛。处方：黄芪30g，生薏苡仁30g，土茯苓30g，当归30g，鸡血藤30g，升麻30g，鳖甲20g，生牡蛎30g，丹参30g，赤芍、白芍各15g，地龙15g，桂枝5g，甘草15g，附子10g。加减治疗2个月，手部红斑基本消失，白细胞4.9×10⁹/L，6个月后，尿蛋白24小时尿蛋白定量0.38g，临床治愈。（《三两三临床与运用》——吕旺）

小柴胡汤方妙用

《伤寒论》中的小柴胡汤是一首常用方，在全论113方中使用率最高，运用范围最广，疗效确实很好。为了更好地扩大小柴胡汤的临床运用，本文专就其若干问题谈点个人拙见，以期引玉。

1. 正确理解小柴胡汤证

《伤寒论》的辨证思维方法是以病统证。如伤寒首论太阳病，下辖太阳表实麻黄汤证、表虚桂枝汤证。少阳病下辖小柴胡汤诸证等。这就是说，《伤寒论》以六经病为纲，以诸汤证名目，举纲为目，层层深入，剖析六经病千变万化的病因、病机，使其在临床上证药合机，审因论治，取得相应的疗效。

小柴胡汤证，在伤寒六经辨证属少阳。其病机为半表半里，寒热虚实夹杂。在三阳表证的病机变化中，它可以外达出表，亦可内陷入里。所以，它的两组主证，一为往来寒热，代表病在半表的病机反应；一为口苦、咽干、目眩（实即包括胸胁苦满、不欲饮食、心烦喜呕等肝胆火郁证），代表病在半里的病机反应。前者可视为少阳半表证，后者可视为少阳半里证。这些主证的出现可以由太阳失治、误治，亦可由阳明病转入。但无论其来路如何，总以邪

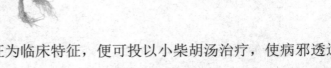

在半表半里的病机、主证为临床特征，便可投以小柴胡汤治疗，使病邪透达于外，不致内陷入里。因此，小柴胡汤在外感热中所起的外达透邪，阻断病邪内陷的作用，是举足轻重的，其枢转之机也就不言而喻了。

如前所述，从小柴胡汤主治半表半里、寒热虚实夹杂的功用看，引申其治疗杂病，则更是天地宽广，通治诸病。诸如心血管系、肺系、消化系及部分神经系病症，只要出现半表半里、寒热虚实夹杂的病机皆可以小柴胡汤化裁运用。从宏观的病机看，诸如以肝胆为中心，波及脾胃，影响肺气，累及心神，扰乱肝魂，困扰胃肠……举凡兼表之虚证，兼里之实证，夹痰夹饮，气滞兼瘀等涉及的病种甚多，所以说，用小柴胡汤权宜应变，治疗杂病，体现了同病异治、异病同治的原则性和灵活性。

此外，关于"但见一症，不必悉具"用小柴胡汤的问题。历代医家各持己见，有的注家认为，只要见到"口苦，咽干，目眩"或"往来寒热，胸胁苦满，不欲饮食，心烦喜呕"的症状中任何一病，即可投以小柴胡汤治疗，这种见解有失其偏。因为只见一症，即用小柴胡汤，有其机械性和片面性，割裂了小柴胡汤证的整体意义。所以，仅见口苦或咽干或目眩就用小柴胡汤，那未能抓住病机实质，多有失误。例如，口苦、咽干、目眩三者为胆火肆虐症，如果仅见其中之一，即用小柴胡汤治疗，而方中所用党参、半夏、生姜、大枣、甘草之辛甘调和补益的功能，怎能用于一派实火之证呢？这就犯了虚虚实实之戒，无疑是机械地对号入座。笔者认为，小柴胡汤的病机，能够客观地印证的是"上焦得通，津液得下，胃气因和"，这才是"但见一症"的最好注脚，前后相参，正是彼此详略的关系，自然也就不至于捉襟见肘地理解"但见一症"，其互文见义的脉络，自然是一目了然。

2. 深入剖析小柴胡汤方

小柴胡汤方药只 7 味，是由 3 组药配合而成。其一，柴胡、黄芩为肝胆药，柴胡疏肝达外，黄芩清胆内泄；亦可视柴胡为少阳表药，黄芩为少阳里药，共奏疏肝泄胆之功。其二，人参（一般为党参）、半夏和甘草为脾胃之药。其中人参补益肺脾之气，半夏既能和胃又可顺气，甘草有调和诸药、甘守津回之意，共同起到调和脾胃的作用。其三，生姜、大枣，从其性味辛甘透达、温养阳气的功用看，实在是调和营卫而达表的要药，用小柴胡汤治外感表证，姜枣是不可少的。由此，亦可反证少阳表证内传的机制，证明太阳与少阳的比邻关系，和表里相传的反应。

如上所述，小柴胡汤是取透达外邪、调理脾胃、调和营卫，在半表半里而偏于表的首选方。

因此，本方治外感表证，既可攻邪，又可扶正，体现了组方的合理性。然而，从小柴胡汤的组成有收有散、有功有补的作用看，用其治疗杂病是不可多得的良方。举凡表里失和，营卫不谐，脾胃不和，肝胆不利，肺气失宣，胸阳不畅，阴阳失衡，气血不调等病机所出现各脏腑的疾病，皆可用小柴胡汤宣畅三焦，运转气机。所以说，如能横看表里，竖看三焦，外连肌表，内合脏腑，全面整体地认识小柴胡汤方的原理，将其运用于临床治疗杂病，确可达到左右逢源的效果。这就是小柴胡汤之所以能推广应用于临床的真谛所在。

关于柴胡的用量问题。论中有大、中、小 3 种用法，如小柴胡汤、大柴胡汤、柴胡桂枝干姜汤用柴胡半斤；柴胡桂枝各半汤、柴胡加龙骨牡蛎汤用柴胡四两；柴胡加芒硝汤用柴胡二两十六铢。综合《伤寒论》本意，柴胡用大量是用于小柴胡汤本证，即少阳证。其次是太阳病已传少阳，但太阳证未罢，而又较轻微，但兼有太阳或阳明里证。用小量是少阳病已解，尚有少阳余波未平。从目前临床来看，多数是用常规量 6 ～ 10g。这个用量符合伤寒本意，因汉代度量衡大，原方用一两，折算今日量约 10g。

此外，关于柴胡劫肝阴的问题。从柴胡有升散达外的功能来看，如肾阴亏损、肝阳亢旺者，当慎用或忌用。但临床上三阳外感用大量亦无碍，对肝胆疾病为必用之药，量大些亦无妨。若用量大，服用时间久，确有伤阴之弊，应当注意。

3. 小柴胡汤应用举例

（1）小柴胡汤：运用本方治外感热病，是非常贴切的。从少阳的病机看，外可兼太阳，一般风寒感冒太阳、少阳合病者甚多，用小柴胡汤酌加防风、葛根之类透达即可。

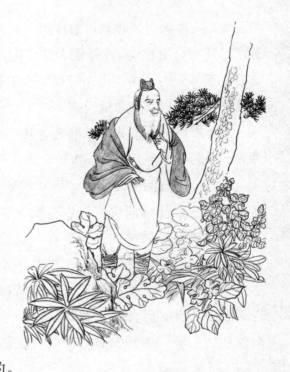

从临床实际看，时下市售的感冒药，大多数是辛凉药，有的还夹有西药发汗，如强力银翘片、复方感冒灵等。如外感初期即用上药治疗，一是发汗过甚，一是辛凉郁遏，如此治疗，若体质素虚者，必然导致在表之卫气损伤，在里之脾胃受累，其结果就是表里含混，寒热并存，虚实兼有。所以，再用中药解表、西药发汗就不相宜了。取小柴胡汤的调和寒热、透达外邪则是很合拍的。

验案 鄢某，男，36岁。因外感服用强力银翘片2天，又服用消炎药汗出热不退，体温38.9℃，血象正常，中性不高。恶寒欲衣被，身痛酸软，头痛紧束，口不渴，舌苔薄而白腻，脉浮弦数。方用小柴胡汤加味：柴胡10g，党参15g，黄芩、法半夏、防风各10g，葛根15g，炙甘草5g，生姜3片，大枣3枚。水煎，每日1剂，分2次温服。

服第1剂后，体温下降至38.3℃，恶寒罢，身体舒适，热退脉静，食纳增，服3剂痊愈。

目前，临床上中西药杂用，对病情不利者屡见不鲜。如上所述，其弊端就在于打乱了表里传变的正常秩序，使之表里不清，寒热夹杂，虚实并存。此时，如能正确运用小柴胡汤的调和作用，切中病机，可以转败为胜。不然，则酿成仲景所谓的"坏病"，病机变化多端，治疗的难度就非常大。

（2）柴胡桂枝各半汤：本方治虚人外感，可与补中益气汤媲美，前者偏表里不和，而后者偏气虚兼表。

验案 一妇人，年40左右，因感冒发热恶寒，既用解表药，又用清热药，并用西药消炎抗感染，病延六七日。其主症恶寒发热，身痛不休，无汗或微汗热不退，体温37.5～38.9℃，不欲饮食，口淡乏味，二便尚可，脉虚浮数，舌薄白润。处方：柴胡、桂枝各10g，党参15g，法半夏、黄芩、白芍各10g，炙甘草5g，生姜3片，大枣3枚。

服1剂微汗出，热退，精神好，食纳增，头不痛。再剂一切恢复正常，后予补中益气汤3剂而痊愈。

柴胡桂枝各半汤既具备小柴胡汤的调和表里等功能，又具备桂枝汤调和营卫的功能，合二方为一方，可以通治老年经常感冒，身痛不已，若再以本方合玉屏风散，有病可治，无病可防，实属保健良方。

此外，还可用治风湿身痛、关节酸痛、肌肉掣动。在南方春雨连绵之日，身体素质较差而兼有风湿者，用柴胡桂枝汤调和营卫气血，透达风寒湿邪，加防风、秦艽、威灵仙祛风胜湿，功效尤著。若与九味羌活汤、羌活胜湿汤相比，彼则一味攻邪，耗伤正气，此则攻补兼施，发中有收，功效殊不相同。

（3）柴胡二陈汤：此方即小柴胡汤原方合二陈汤。用于慢性气管炎患者颇为有效。因老年性慢性支气管炎患者多有肺气不足，经常罹患外感，一味解表发汗有伤肺气，只能以调和寒热的小柴胡汤发中有收，攻中有补以祛外邪。而内有痰饮，用二陈汤理气化痰，或加葶苈子、紫苏子、五味子降气而敛肺气。柴胡二陈合用，可谓是安内攘外，各建其功，体现了整体辨证的优势。

验案 汪某，年逾六旬，患老年性慢性支气管炎、肺心病多年，遇寒即发，咳嗽气粗，痰涎壅甚，恶寒低热，食纳差，脉虚数，舌黄白而腻。处方：党参15g，柴胡、黄芩、法半夏各10g，茯苓20g，陈皮、葶苈子、紫苏子各10g，炙甘草5g，生姜3片，大枣3枚。每日1剂，分2次温服。一般上药服3～5剂，病即缓解。

从临床实践看，用柴胡二陈汤治慢性支气管炎、肺气肿的功效优于用抗生素。本方长于补益肺脾，温化寒痰，对老年患者无疑是从整体出发，全面调理，从本论治。而抗生素的作用，姑且不能视为寒凉药，但其负面反应却可损伤脾胃，波及肺气。久病体弱者，两者的疗效是截然不同的。

（4）柴胡加龙牡合甘麦大枣汤：此方即小柴胡汤去生姜，加龙骨、牡蛎、浮小麦、麦冬。治妇人更年期综合征或治精神抑郁症，均能取效。

验案 黄某，自46岁后，陆续出现烦躁易怒，今48岁更趋严重，夜梦纷纭，胸胁刺痛，大便不畅，经前1周加重，脉弦实有力。处方：柴胡、黄芩、法半夏各10g，太子参15g，郁金、青皮、香附、麦冬各10g，生龙骨、生牡蛎各15g，浮小麦30g，大枣3枚，天花粉、橘核各15g。每日1剂，分2次温服。

经前烦躁开始服药。如此反复治疗多年，至50岁后慢慢稳定安宁。本病临床多见，其病机为阴血不足、肝郁化火所致，故尚可加六味地黄丸、二至丸等滋阴养血、平肝润燥药。

本方柴胡加龙牡汤有别于《伤寒论》中的柴胡加龙牡汤，原方有桂枝、大黄、铅丹、茯苓，为治伤寒下后烦惊谵语的病症，是小柴胡汤的变法，主治功用各异。笔者认为，以小柴胡汤原方加龙骨、牡蛎等，旨在调和肝胆、脾胃、气机郁滞之症，合甘麦大枣汤补益心脾，故治疗妇人更年期综合征及精神抑郁症。原方桂枝之辛，大枣之寒，铅丹有小毒，故均弃之。

（5）柴胡酸枣仁汤：酸枣仁汤是《金匮要略》方，有养血安神、清热除烦的功用。本方合小柴胡汤，治肝郁化火、阴血不足、阴虚阳亢所致的失眠，颇多效验，临床上用于阴虚瘦弱之体或更年期综合征的烦躁、失眠、惊悸等皆有良效。

验案 吴某，女，52岁，中学教师。自诉心慌不宁，胸闷气憋，精神不振，夜烦梦多，食纳差，脉间歇，每分钟2～3次不等，曾服用天王补心丹、柏子养心丸及地西泮等西药，疗效不稳定。察其舌质偏红，苔黄白而腻。处方：柴胡10g，太子参15g，法半夏、黄芩、知母各10g，酸枣仁15g，炙甘草10g，茯苓20g，川芎6g，丹参15g，浮小麦30g。每日1剂，分2次温服。

5剂后睡眠安稳，烦躁减，期前收缩基本控制，精神好转，食纳增加。继以上方隔日1剂，前后共服30剂，一切恢复正常。

本案属阴虚肝血不足，肝郁火化。妇人绝经期前后多有此症，有的症状较轻，有的病情严重而影响正常的生活和工作。在男性群体中亦有部分患者素体阴虚火旺，体质瘦弱，可出现烦躁、心悸、失眠等症。究其病机，男女均为阴血不足、血不足以养肝，故而肝郁化燥，用小柴胡汤疏泄肝胆，合酸枣仁汤养阴血，加白芍、丹参等增强其滋阴养血的功效，能起到较好的除烦定惊之效。

（6）柴胡温胆汤：此方即小柴胡汤去姜枣，合温胆汤（或黄连温胆汤）组合而成。治疗胆胃湿热、肝郁化火的烦躁失眠、耳鸣惊悸、精神抑郁等症。

【验案】 李某，女，16岁，中学生。学习成绩一贯优良。因家况不佳，逐渐精神萎靡，少言寡语，烦躁失眠，幻听恐惧。月经前症状加剧，休学治疗，先西药镇静，住精神病院1个多月，病情未见好转，遂转中医治疗。症见：精神呆滞，两目直视，眼神不宁，少言寡语，夜寐不安，时而烦躁，甚则夜间出走，食纳少，大便不快，脉弦实稍数，舌苔、黄白厚腻。处方：柴胡10g，太子参15g，黄芩10g，黄连3g，法半夏、郁金各10g，茯苓15g，枳壳10g，竹茹15g，陈皮10g，石菖蒲、远志各6g，虎杖15g，胆南星6g。每日1剂，分2次稍凉服。

前方进10剂后，精神状态有明显好转，食纳增加，夜能安睡，临经前情绪波动减轻，遂守原方加绿萼梅、合欢皮、首乌藤，或合甘麦大枣汤等，治疗近6个月后复学，成绩逐渐上升，观察6个月，病未复发。

柴胡温胆汤，用以治失眠、情绪紧张，或忧郁，不失为一剂良方。凡是胆胃湿热，痰热内扰的心悸、期前收缩、耳鸣及神经系统病症，皆能取得较好的疗效。

临床上冠心病、间质性肺炎，神经官能症、肝炎、更年期综合征、癫痫等众多疾病，只要符合肝郁化火、胆胃湿热的病机，在一定阶段用之均能异病同治，取得明显的疗效。

（7）柴胡陷胸汤：小柴胡汤合小陷胸汤，是治疗肝胆不和，痰热阻遏于胸胃的病症。如支气管肺炎，胸膜粘连胸腔积液，嗽痰不爽，胸胁痞满，或胃脘痞胀，嗳气，大便不畅，舌苔黄腻，脉弦滑数等症。

◉验案　王某，男，52岁。平素有气管炎病史。近因感冒发热、咳嗽、胸痛而住院治疗。诊断为支气管肺炎、结核性胸膜炎，经消炎、抗感染治疗1周，病情缓解出院。现症：咳嗽痰黄稠，胸闷胁痛，右侧胸背部均有湿啰音，呼吸不畅，低热37.5℃，大便不畅，夜烦少眠多梦，食纳差，口黏舌苔黄腻，脉弦滑偏数。拟方：柴胡、太子参、黄芩、法半夏、天花粉各10g，黄连5g，全瓜蒌20g，郁金10g，桑白皮15g，生甘草5g，百部10g，白及15g。　每日1剂，水煎分2次服。

前方服5剂后，低热除，咳嗽减，胸痛好转，呼吸均匀，食纳、睡眠明显改善，舌薄润，脉弦数，守方进10剂，临床痊愈。

本案属于慢性支气管炎肺部感染，故用上方取效。此外，本方用于肺胃两者病变，如肺之痰热壅甚的，胸膜炎、肺部感染、肺结核等，如胃之湿热中阻、肝胆气滞的，胃窦炎、胆汁反流、反胃、呕吐、呃逆等。随症加减，皆可取得较理想的疗效。

（8）柴胡泻心汤：小柴胡汤合泻心汤，共奏疏泄肝胆、调和脾胃湿热之功效。烦躁不寐，胃脘痞胀，胁间胀痛，大便稀软或腹泻等症。

◉验案　谭某，女，35岁。自诉精神郁闷，烦躁失眠多梦，腹胀气滞，胃脘至脐腹胀痞，大便稀溏，日三四次，肛门不爽，脉缓稍弦，舌苔黄腻。处方：柴胡10g，党参15g，法半夏、黄芩各10g，黄连5g，干姜、枳壳、广木香各10g，炙甘草5g，神曲10g。每日1剂，水煎分2次服。

上药进3剂，诸症悉减，大便成形，每日1～2次。继服2剂，诸症消失，饮食正常。

柴胡泻心汤的运用，病机重点是肝胆火郁，脾胃气滞，湿热并存，气机阻滞。临床多用于消化道疾病，如胃炎、胆囊炎、肠炎、腹泻等，视其病位所在而加减，如病在肝胆加疏肝的郁金、川楝子、青皮；如病在胃肠加理气的枳壳、木香、神曲等。

举凡伤寒学者尽人皆知：柴胡汤证下之，满而不痛为痞，柴胡不中与之，宜半夏泻心汤。这里是指柴胡证误下，损伤脾胃，湿热中阻，气滞不畅，以半夏泻心汤调和寒热、行气消痞治之。此间，正说明柴胡与泻心之间的内在联系。其一同属肝胆脾胃同病；其二，同属湿热并存，气机阻滞；其三，病机重点在中焦，虽下并未损伤脾胃波及下焦，故而说柴胡不中与半夏泻心汤。笔者以为，凡是肝胆脾胃同病气机阻滞，姑论其下与不下，视其病症所在，用小柴胡合泻心汤，临床广泛运用，都有良好的效益。

（9）柴胡四逆散：小柴胡汤合四逆散加减，临床用于慢性肝炎、乙型肝炎"三阳"及肝硬化等病症，疗效稳定，且有平淡出奇之功。小柴胡汤合四逆散，共奏疏肝理气、健脾和胃之功效，对肝病患者脾胃健运、中焦振奋、恢复健康有直接的作用。

①治急、慢性肝炎：以小柴胡汤去姜枣，合四逆散加郁金、青皮、陈皮、川楝子、茵陈、虎杖等，对急、慢性肝炎退黄快，转氨酶下降后，酌加滋养肝阴、健运脾胃药，但养阴不能腻，健脾不能燥，更不能过早进补。

②治乙型肝炎"三阳"：以"两对半 1，3，5"阳性为特征，应是包括在慢性肝炎之内。但临床上"三阳"的带菌者甚多，其治疗与转氨酶升高者有所不同。

一般以小柴胡汤去姜枣，合四逆散加白花蛇舌草、白马骨、忍冬藤、蒲公英等清热解毒药，加怀山药、扁豆、白术健脾药，加谷芽、麦芽、炒鸡内金化食药，加川楝子、郁金等疏肝；酌加丹参、墨旱莲、女贞子等滋阴活血。其中清热解毒药可视病情选 1～2 味，不能过于苦寒；滋养肝阴药不可服之过早，可从舌象辨认其伤与否。服药以 1～3 个月为 1 个疗程，每日 1 剂。阴转率较好。小孩比成年人更好。但有服 2 个月即转阴，或转为 1，5 阳性，也有转阴后半年又复出 1，3，5 阳性。总之，上述治疗有效，但仍缺乏具体分类用药和确切的统计学观察。但未发现任何不良反应，可以长期用药。

③治肝硬化：以小柴胡汤和四逆散，加郁金、鸡内金、大腹皮、生牡蛎、青皮、川楝子、香附、三棱、莪术、炒谷芽、炒麦芽等。总的治则是疏肝理气，健脾和胃，活血化瘀，软坚散结。但用药均以柔克刚，不用过多攻伐药，这种治法对血吸虫病肝硬化、酒精中毒肝硬化、肝炎后肝硬化均有一定的疗效，必须坚持长期服药，一般需1～2年服药治疗。如有腹水者，适当加茯苓皮、海桐皮、赤小豆等，或短暂用西药利尿，腹水消退后即停用。

笔者体会：用小柴胡汤合四逆散治肝硬化，能较好地疏泄肝胆，健运脾胃，促进消化功能，有利于机体恢复；用活血化瘀药以丹参、益母草、赤芍、香附之类为宜，不用桃仁、红花、土鳖虫之类破血动血药；用软坚药，以三棱、莪术为宜，且在脾胃功能健运的情况下用小量为好；密切注意伤阴，肝硬化无论用何种疏肝药均有伤阴之虞，必须注意防患。一是用疏肝药如柴胡等，不宜过量，以小量适中；二是注意舌苔、脉象，如舌红少苔，脉象弦硬，应立即调整滋养肝阴药，减少对肝阴的耗损，或采用食疗辅助滋阴健脾。总之，肝硬化是慢性病，治疗是长期的，应以无毒治病为上，不能求速效。不然，弄巧成拙，反生祸端，必须慎之又慎。此外，肝炎后肝硬化的临床疗效较差，可能是与肝细胞长期损伤有关。治疗时应严密观察，及时调整用药，仍可能取得一定的效果。

（10）柴胡平胃散：此即小柴胡汤合平胃散，又可称柴平汤。以小柴胡汤加苍术、厚朴、陈皮而成方。临床上感冒夹湿，或急性黄疸性肝炎。其症状为恶寒、发热、身疼痛、腹胀、大便稀溏、口淡黏腻舌苔淡润、脉弦数等。肝病湿邪偏甚者用之。

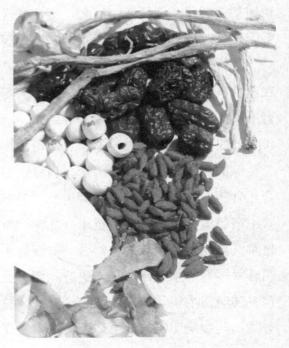

江南长夏，身染风寒，头痛身热，表证俱在，又见脘痞腹胀，

大便稀溏，食纳呆滞，用小柴胡汤外透表邪，用平胃散温化里湿，再加入藿香、滑石，对暑病夹湿，或慢性肝病，或外感夹湿均能取得疗效。笔者是在治慢性肝炎病，进入长夏湿浊明显，用本方常可与温病中的甘露消毒丹、藿香正气散等方择优选用，融经方与时方于一体，发挥两者之长，疗效十分理想。

（11）柴胡白虎汤：柴胡白虎汤即小柴胡汤加石膏、知母而成方。从药物组成看，应是少阳阳明同病。临床上四时感冒，汗出热不减，即有少阳往来寒热，又有阳明热盛，口渴饮水，用本方内外兼治，颇合病机。杂病如结核性发热、肿瘤发热、胆道感染发热等均可选用本方。

时下，滥用感冒药，发汗过甚，风寒之邪未罢，热甚耗气伤津，酿成三阳合病，前人有柴葛解肌汤，符合病机，与柴胡白虎汤相比，可谓是异曲同工。

（12）柴胡五苓散：此即小柴胡汤合五苓散而成方。用小柴胡透达少阳于外，用五苓散化气利水于内。本方常用于急性黄疸型肝炎，偏重于寒湿者（或湿重者），加疏肝药郁金、川楝子，加利湿药茵陈、厚朴。如系肝病偏脾胃不足，湿邪困脾，病者身黄溺黄，身体困重，食纳腹胀，大便稀溏，精神萎靡，脉象弦缓濡数，舌白腻，用本方透达外邪，利水渗湿。全方可达到疏泄肝胆、健运脾胃、化气利水之功效。前贤有以小柴胡胃苓汤治寒湿发黄，即小柴胡汤、平胃散、五苓散三方合用，看似杂乱，实则井然有序；吴又可的达原饮为湿邪弥漫三焦，其用意亦与柴胡胃苓汤相近，治法同出一辙。

此外，有嗜茶过甚（有的地方喝茶习惯特殊，将茶叶煮出茶汁，最后连茶叶也一同咀嚼吞食），日积月累，则出现"茶黄"，多为寒湿困脾之征，用上方有独特疗效。顺便提一句：如系茶黄，可以用茶树子煎水服用，亦可退黄。

（13）柴胡四物汤：《伤寒论》有3条原文，叙述妇人中风经水适来，经水适断，均用小柴胡汤调理。笔者以为，实际上是妇人经期感冒，出现往来寒热所以小柴胡汤治之。然而，从临床实际看，由于其临经适来或适断，这与常人感冒有所不同。所以，用小柴胡汤透达外邪是其同，而因其动血则是殊异，故用四物汤合于小柴胡汤之中，内和气血，又切中其异，是治经期感冒的良策。一般来说，经期感冒，除有外感之症，尚有血热烦躁之征，故从凉血入手，用生地黄、赤芍、丹参，改四物之养血为凉血，配合小柴胡汤透

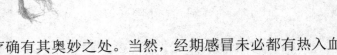

达，对于经期感冒的治疗确有其奥妙之处。当然，经期感冒未必都有热入血分，未见是症，那就不必画蛇添足了。

总之，柴胡剂以小柴胡汤为中心，随证加减，因病择药，在临床上潜心钻研，细心体察，博闻广识，即可领悟小柴胡汤之所以能广泛运用于临床之奥妙。（伤寒名家——陈瑞春文）

第二讲　医案解读

医案，是医学的第一手资料，也是行医的真实写照。本讲既采撷了先生学习名家医案的经验，也公布了先生自己治病的部分医案，并自解自析，传教于人。值得一读。

阴虚内热，身面皆赤

验案　星槎的服侍之女，年龄13岁，聪明伶俐，能读诗经四书，唐诗古文也能朗朗上口，而且还会写字作画，星槎爱之有佳。

乙卯年的夏天，突然发热，身上脸面都泛红发热。请了众多医生诊之：有的说是温疫也，用藿香正气散；有的说是过食生冷，阳郁于脾也，用散火汤；有的说是中暑也，用香薷饮；有的说是实火也，用承气汤、天水散，结果都无效。急忙叫仆人请我医治。

我问之：头痛么？答之：不痛。我说这不是温疫。

又问：有呕吐腹泻肚痛么？答之：没有。我说这不是中暑。

又问：摸手烫么？答之：不烫。我说这不是脾郁。

再问：有烦躁口渴出汗么？答之：没有。我说这不是实火。

既然没有上述症状，那么必然午后发热厉害。答曰：是的。而且还眼黑耳鸣，口干咽痛。回答：很对。

主人星槎在一旁观之，惊讶。问到：先生尚未诊脉，仅凭几句问话，何以对病证了如指掌。我回答说：这是阴虚内热，不是外感发热。非此即彼，这是必然。症已明了，脉一定是沉数，没有必要再按脉了。于是处方，大剂归芍地黄汤加生地黄、蝉蜕。2剂而愈。

事后主人星槎答谢我时问到：他人诊脉久按不放，处方沉思不决，先生却寥寥数语即认清病因，且用药如神，真乃绝顶聪明之人。我说：过奖了。（清·王堉《醉花窗医案》）

原文翻译不文雅畅达，请谅之。

古道瘦马体悟

此案我最欣赏的是王堉的辨证。思路清晰，方法科学。学医者不仅要学方药，还要善于学习前人名贤的辨证思路。此案在辨证中运用逻辑学中的排除法是一绝。疾病无非外感内伤。先排除外感三阳症，头痛太阳也，呕吐少阳也，口渴阳明也。三者排除，发热不是外感，那就是内伤。内伤发热，有气虚发热、郁积发热，上证不符，剩下的只有阴虚发热，眼黑耳鸣，口干咽痛，典型的肝肾阴虚，至此一切明了，用药大剂滋补，顺理成章，一气呵成。妙哉！

附原文：阴虚内热　身面皆赤

星槎侍御之女，年十三，能读蓹经、四子书，唐诗古文，略皆上口。写画亦颇有法度。星槎爱如拱璧。乙卯夏，偶患发热，身面皆赤。延医视之，或曰瘟疫也，用藿香正气散；或曰过食生冷，阳郁于脾也，用散火汤；或曰中暑，用香薷饮；或曰实火，用承气汤、天水散，而皆不效。急遣纪纲迎余。问曰：头痛乎？曰：否。然则非瘟疫也。问腹痛吐泻乎？否。然则非中暑也？问扪之炙手乎？曰：然则非脾郁也；问烦渴出汗乎？曰：否。然则非实火也？

余曰：既无此数者，必午后转甚也。曰：然。且眼黑耳鸣也。曰：然。且口干咽痛也。曰：然。星槎惊曰：尚未诊脉，何了如指掌如是。余曰：此为阴虚内热，既非彼，则在此。症如是，脉必沉数，不必诊也。投以大剂归芍地黄汤，加生地黄、蝉蜕。二而愈。星槎谢曰：他人诊脉，移时不放，立方之际，不胜迟疑，君寥寥数语，所见如是其捷，奏效如是其速，非绝顶聪明曷有此哉！余谢过奖。

左臂疼痛与右臂疼痛的不同治法

验案　何某，女，40岁，住成都下河坝街，以纺棉花维持生活。1955年春节后大雪，感染风寒，左臂疼痛，走窜作楚，不能举，久治无效，已近左瘫。

五月中旬，何来我处求治，为处方如下：桂枝10g，白芍18g，当归24g，川芎10g，威灵仙12g，生姜15g，大枣4枚，附片（先熬1小时）12g，羌活10g，防风10g，香附12g，桑枝（酒炒）62g。用白酒100ml配服。

连服2剂，疼痛全失。复诊时，举手至其头顶，前后左右，运用自如。据主诉："老师这个药真是灵丹，服药2次后，晚上出了汗，偏在左边出的，骨头骨节，轧轧作响，第二天早晨起来，就大大见松。"改方增白芍为24g，减当归为15g，加生地黄24g，以敛其汗，养阴生血，以善其后。

再来复诊时，自觉已经完全恢复。因嘱其仍服第二处方，2剂后即去药。至今20余年，从未复发。此后，她逢人便说："要是那次瘫下去了，哪能活到今天啊！"

万某，女，38岁，住成都西糠市街。由于子女过多，生活较困难，以拉架子车为业。1957年3月，突然右臂不能举，酸软作痛，有时如失知觉。经骨科治疗无效。初诊时，我察其中气不足，气喘吁吁，知为重体力劳动过度，气虚伤气所致，不能用祛风除湿之品，再耗其气血，如再耗之，必成瘫痪，因采用补中益气法以调和升举之：黄芪31g，潞党参15g，白术24g，柴胡10g，陈皮4.5g，升麻6g，威灵仙12g，当归15g，桂枝10g，白芍18g，姜黄12g，桑枝62g，甘草4.5g，香附12g。

连服2剂，复诊时，右臂已恢复原状，举动自如。嘱其仍原方多服，即原有气虚血亏，亦必好转。20年来，不仅没有复发，而且她身体越加健壮。

以上两例，说明治法各有不同，乃中医辨证施治之特点。对何某症状，系根据偏左为血虚，流窜作痛为风，血行风自灭等前人经验总结理论，采用和血行血，祛风疏肝，兼用桂附以行阳，建中以补气之法，因而疗效颇高，出乎意外。对万某症状，特点是酸软偏右作痛，右臂不能举，失知觉为主，而痛次之，加以中气虚弱之状，非常明显。从偏右为气虚的推论，故毅然采用补中益气法，重用黄芪31g，兼用桂枝、桑枝通利四肢关节，姜黄横行手臂，柴胡、白芍、香附、威灵仙，疏肝理气，气旺而血自生，血行风自灭，所以效如桴鼓，不会复发。

总的说来，前者为血虚兼感风寒，故以补血行气，兼祛风寒为主，后者为气虚伤气，兼感外邪，故以补中益气，兼祛外邪为主。同属臂痛，既有气血之不同，又有左右之各异，故在辨证施治之际，必须审慎周详，对症处方，始能获得特效也。（《刘梓衡临床经验回忆录》）

古道瘦马体悟

该案充分运用了中医左血右气理论，很有启发性。值得学习。案中要引起注意的是桑枝的运用，大量，62g，很有特色，是一关键药，远远超出常规用量。桑枝主治：祛风湿，利关节，行水气。治风寒湿痹，四肢拘挛，脚气浮肿，机体风痒。刘老运用此药于此，且重用，应该学习。

别出一格的止汗疗法

临床上有不少医生只要一见到自汗、多汗，就认为是气虚或肾虚，重用玉屏风散或补肾方治疗。我在临床上观察到，自汗、多汗属于白虎汤、白虎加人参汤证者尤多，此介绍治验案如下。

验案 1　蔡某，男，25岁。2005年10月1日初诊。患者体格壮实偏胖，多汗，头面、颈项部出汗尤甚，头发常因汗出而潮湿，汗出后背部发凉，口渴，面赤，腰痛。脉沉滑略数，舌胖，舌尖红赤，苔偏黄。从多汗、口渴、汗后背凉辨为白虎加人参汤证。处方：生石膏（先煎）60g，知母12g，人参（红）5g，粳米20g，炙甘草8g。7剂。

2005年10月11日二诊：服药后显奇效：汗出明显减少，腰痛止，以前阴茎软弱不能勃起，服此方后竟然性冲动增强，阴茎能正常勃起。脉沉细滑，舌胖红赤，苔偏厚。参照《金匮要略·血痹虚劳病脉证并治》桂枝加龙骨牡蛎汤法，上方加生龙骨（先煎）30g，生牡蛎（先煎）30g。7剂。汗出痊愈，阳具勃起正常。

验案 2　谭某，男，41岁，经理。2004年12月20日初诊。患者因呃逆来诊，情绪紧张则频繁呃逆。多汗，自述每吃一顿饭，就会全身出汗，如同从水中捞出来一样，头面出汗更甚。渴欲饮水，脉滑数有力而浮，舌红赤，苔黄白相兼。患者认为，在应酬场合，出汗比打嗝更难为情，希望先治疗多汗。自汗出、口渴属于典型的白虎加人参汤证，呃逆由"火逆上气"所致，系麦门冬汤证，用此两方加减，处方：生石膏（先煎）45g，知母10g，炙甘草8g，粳米30g，生晒参5g，清半夏15g，麦冬30g，竹茹30g。7剂。

2004年12月27日二诊：服后汗出顿减，打嗝也随之减少，继续用上方7剂，多汗痊愈。改用半夏泻心汤法继续调治呃逆。（张文选《温病方证与杂病辨治》）

古道瘦马体悟

关于汗出一症，临床特别常见，但在治疗上正如张文选教授所述，大多以玉屏风散、当归六黄汤等处之；或者以自汗处补中益气汤，盗汗处六味地黄汤。实际上，临床效果并不是很理想。临床上经常见到身无他症，体格健壮的一些人，动见大汗淋漓，或者一吃饭满头汗流不止，人甚是不爽。我过去治此类病证，也是以玉屏风散或浮小麦、麻黄根一类治之，基本无效。自看到上述医案后，深受启发。最近刚好又遇一例汗出严重的病人，仿效上法治之，效如桴鼓。病人为男性，22岁，其母领来专治汗出。刻诊：面黑体壮，白天稍微一活动就汗流浃背，湿透衬衫，吃饭时满头大汗，须不停擦拭，青年甚是苦恼，西医无法，要求中医治疗。脉浮滑有力，舌淡苔薄白，饮食、二便正常。处：白虎加人参汤。阳明热盛，逼汗外出，白虎汤也；病久伤津，加人参也。生石膏60g，知母30g，生薏苡仁30g，生甘草10g，红参片6g。水煎服，每日1剂，分3次服。7剂。

1周后复诊，汗出明显减少，效不更方，又续7剂痊愈。由此可见，治疗汗出一症，要学会辨证，分清虚实，见证发药，才可以收到较好的疗效。

治疗面目浮肿用祛风法

验案 杨某，女，62岁，西安高新区城中村居民，高血压已有七八年了，常年用西药控制血压，但是最近2个月，晨起以后面目浮肿，两眼难睁，双手指拘紧，西医给予利尿药亦不见效，饮食、二便均正常。经人介绍转诊于中医，要求治胀。

刻诊：人黑略胖，面目胀得似圆球，双目眼睑尤甚。眠差，尖舌边略红，苔薄白，脉弦紧有力，左尺略不足。辨为风水证，予以五皮饮合当归芍药散加减。7剂，水煎服。1周后复诊，见效不大，我又仔细辨证，认为上诊有误，病人不是水肿，而是浮胀，其依据为腿不肿，尿又利，何来的水停呢？应该是气机郁滞。于是更方人参败毒饮合天仙藤散加减：荆芥12g，防风12g，前胡12g，柴胡12g，羌活12g，独活12g，麻黄12g，苍术12g，枳壳12g，党参15g，陈皮15g，天仙藤18g，台乌药25g，香附子15g，川芎12g，怀牛膝15g，大腹皮30g，茯苓30g，甘草10g。7剂，水煎，每日1剂，分3次服。

1周后再诊，病人喜笑颜开，进门直说此药好，比上次好多了，我一看真是不浮胀了，笑曰，这才是庐山真面目嘛。效不更方，又续服5剂痊愈，停药。（《古道瘦马医案》）

古道瘦马体悟

此症临床上比较多见，一般都习惯按水肿治疗，我前诊也是犯了习惯定式的错误，故无效。此症临床上一定要分清是水肿还是气胀，只有针对不同病因，施用不同方药才能治之有效。水肿可用发汗利水法，气郁只能用疏肝理气法。此案用人参败毒散和天仙藤散均是此意，读者不可不注意。

苦热梦遗治用知柏地黄汤

验案 张某，男，41岁。自诉最近几个月，夜间梦遗频繁，1周3～4次，搞得人白天无精打采，心神恍惚，记忆力下降。西医无药治疗，求助中医。刻诊：舌微红，苔薄白，略显干。脉弦细有力，尤其是尺脉更甚。问诊：口苦，眠差，腰酸困，特别是手足心常年发烫，心中烦躁，面有轰热，饮食、二便基本正常。中医辨证，肾阴精亏，虚火外透。处方：知柏地黄汤合三物黄芩汤加减。知母15g，黄柏15g，生地黄45g，山茱萸30g，山药30g，茯神30g，泽泻30g，牡丹皮15g，锁阳50g，金樱子30g，生龙骨、生牡蛎各45g，珍珠母45g，龙齿25g，苦参15g，黄芩15g，地骨皮30g，枇杷叶15g，紫苏子15g，首乌藤60g。7剂，水煎，每日1剂，分3次服。

1周后复诊，大效。服药后，1周仅梦遗1次，睡眠多梦有所改善，手足心发热减轻，脸已不红热，效不更方，上方减枇杷叶、紫苏子续服7剂，诸症消失。（《古道瘦马医案》）

古道瘦马体悟

此案辨证并不困难，一般中医都不会误诊，关键在于用对用好用足量方子和药。此案，知柏地黄汤滋肾阴，清相火；三物黄芩汤专治手足心发热；枇杷叶、紫苏子、牡丹皮、地骨皮降火下行，去面热发红；锁阳、金樱子，生龙骨、生牡蛎敛阳固精；珍珠母、首乌藤镇静安神；龙齿清心镇神。全方针对病机，丝丝入扣，故收效较速。特别指出的是锁阳、金樱子、生龙骨、生牡蛎敛阳固精，量一定要给足，小了不行，这是我的经验体会。

老年腹痛巧用桂枝加芍药汤

验案 原氏，女，97岁。近两三个月，少腹隐隐作痛，常向其儿诉说痛楚，未引起重视，以为是慢性结肠炎，就给用了一段时间消炎抗生素，不起作用。后送进医院检查诊断为肠易激综合征。给予西药调整治疗，仍然腹痛。于是求治中医。

刻诊：人不胖，很精神，特别是两目炯炯有神，完全不像是一个老态龙钟的耄耋老人，且以近百岁。老人一见面就指着小肚子说痛。我查舌淡红，苔薄白，脉双关微滑有力，问吃饭如何？答尚可，但大便很少，不溏。腹诊，少腹左侧有不大的肠型鼓出，按之不痛。又聊了一会儿之前的事，老人神志清晰，侃侃而谈，一点都不糊涂。真是令人羡慕。

看到这里我说此病好治，老人无大恙，此乃脾虚，肠中津少，便结不通，伤寒论中的脾约证，中医谓不通则痛，通则不痛，桂枝加芍药汤也。处方：桂枝15g，生白芍60g，当归60g，炙甘草30g，生姜6片，大枣12枚，煎好加蜂蜜水当茶饮。每日1剂，共开了3剂。

其子看后问，去掉姜枣就这么简单几味药行不行？我笑了笑，说吃了再看。3天后，其子来告之，第1天吃后，大便解出二三粒羊屎蛋样粪便，第2天又解出大量，约一小盆粪便，小腹一下轻松多了，肚子也不痛了，老人很高兴。3剂药吃完了，看还吃不吃了，我说不用了，常给老人吃些香蕉，喝些蜂蜜水就行。（《古道瘦马医案》）

古道瘦马体悟

近百岁的老人，几个月的腹痛，就这么几付小药就解决了，看起来很轻松。实际上这个病治疗完全得益于张仲景的伤寒论。只要熟悉经方，走汤方辨证的思路，此证处理起来并不复杂。少腹痛无其他证，虚则桂枝汤加芍药；实则桂枝汤加大黄，就这么简单，且芍药专主腹痛，此伤寒论明言也。此证需要注意的是，芍药用量要大，轻则不起作用。桂枝汤不但外可调和营卫，而且内可调和脾胃，此为正治。芍药即可缓痛又可润下，起到益脾调中除满痛，是为用阴和阳法，不可不知。再加大量当归和红枣养血润肠，增水行舟，安全妥当，不用担心老人虚赢。此法我常用于老人和虚者，无有不奏效的。

治疗失眠重症要不拘一格

◉验案◉ 刘某，女，50岁。最近3天，心情烦躁，昼夜不能入睡，几近精神崩溃。

刻诊：舌红瘦苔薄黄，脉弦细数，尺不足，眼结膜红丝满布，饮食正常，大便不干，烦躁不安，易怒无故发脾气，偶有头晕心悸，咽干痛。现已3天没有合眼入睡，痛苦之极。辨证：肝阴不足，肝阳上亢，神不得安宁。处方：丹栀逍遥散合二至丸加减。牡丹皮12g，栀子18g，柴胡12g，当归12g，白芍15g，茯神15g，白术10g，薄荷10g，女贞子30g，墨旱莲15g，知母12g，首乌藤50g，清半夏45g，法半夏45g。3剂，水煎，每日1剂，分3次服。下午5点服1/3量，临睡前1小时服2/3量。

3日后复诊告之，服药当晚即入睡6小时，这两天已正常入睡，烦躁好转，效不更方，续服3剂，痊愈。（《古道瘦马医案》）

古道瘦马体悟

失眠一症临床很是多见，但观很多中医处理此症，多是酸枣仁汤之类，一方统管，不管辨证，故临床效果好坏参半。实际上失眠一证，临床上有多种原因，一定要辨证处理，针对病因下方用药。该案就是针对肝阴不足，肝郁化火，平肝散火，滋补阴液，用丹栀逍遥散合二至丸，外加安神药，首乌藤、半夏、知母，辨证加辨病，故收效较快。这里要指出的是首乌藤、半夏一定要重用，量小杯水车薪不管用，切记！

崩漏一证也可活血祛瘀

验案 郭某，女，30岁。月经淋沥不尽1个多月，西医妇科诊断为功能性子宫出血，用药多种仍然止不住，查无子宫肌瘤等病，求治于中医我处。

刻诊：人中等个子，白胖，舌淡苔薄白，脉浮濡，头晕，略显乏力，月经时多时少，颜色不黑，少腹不痛，余无他症。余认为久病必虚，急应补虚固涩，处予傅青主老年崩血汤加红参三甲炭类之药。7剂，基于以往经验，想药后必止。谁知1周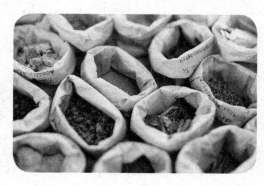
后复诊，患者告之，仍未止住。我为之一惊，怎么可能，再详细四诊，认为辨证无误，乃思病重药轻，又在原方基础上加大药量，继续再服7剂，试想这回应该没问题了，7天后患者再诊告之，还是未止住，且有加大趋势。我陷入深思，考虑再三，突然领悟，前诊误也，此乃旧血未去，有瘀滞也。另处方桂枝茯苓丸合当归芍药散加减：桂枝12g，茯苓15g，桃仁12g，牡丹皮12g，白芍100g，当归12g，川芎10g，泽泻30g，白术15g，鸡血藤30g。3剂，水煎服，以观后效。3日后，患者如约赴诊，告之1剂即止，现已痊愈。继予定经汤善后。（《古道瘦马医案》）

古道瘦马体悟

　　崩漏一证妇科常见之病，西医谓之功能性子宫出血，一般疗法是止血清宫，但也是疗效参半，中医在这方面治疗是特长。此病我在临

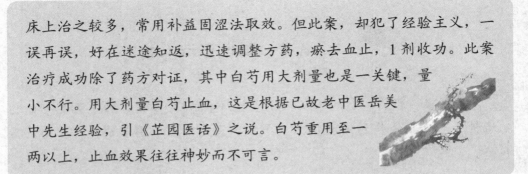

床上治之较多，常用补益固涩法取效。但此案，却犯了经验主义，一误再误，好在迷途知返，迅速调整方药，瘀去血止，1剂收功。此案治疗成功除了药方对证，其中白芍用大剂量也是一关键，量小不行。用大剂量白芍止血，这是根据已故老中医岳美中先生经验，引《芷园医话》之说。白芍重用至一两以上，止血效果往往神妙而不可言。

附：罗芷园论白芍止血

吐血，肺痨之咯血或吐血……中药中之白芍，其止血之效力，乃至神妙而不可思议。上述数例，于麦角及其他西药不能完全止血时，或再发更大吐血时，竟以白芍四钱至一两，佐以藕节一两、汉三七一钱、生地四钱至八钱等药，而完全止血，且止血后均经过数年或数十年亦未见再发。或根本不用西药一遇吐血或咯血，即以白芍为主药与之，率皆一剂即有奇效。有时以白芍之方与麦角之方，每星期掉换，令患者试服，十分之十皆于服麦角时期复发吐血，病势反复。此例亦不下数十。故余至今废止麦角剂，并以余之确实试验与比较成绩坦白说于此。愿中医坚信白芍为止血神品，放胆用之，愿西医注意白芍止血，千真万确，毫无流弊，迥出于麦角等止血西药之上也。

胸闷气短不一定是心肺病

验案 侯某，男，35岁。最近一段时间，感觉胸憋闷，有气上不来，心中很是郁闷。刻诊：面微黄，舌淡苔薄白，脉弦滑，双关尤显，述之两月前因家务纠纷生了些气，以后就胸闷气短，吃了些开胸顺气丸，效果不明显，症状仍然解决不了，饮食、二便正常，故求治于中医。处方：瓜蒌薤白汤加味。瓜蒌45g，薤白30g，枳壳25g，清半夏20g，桂枝15g，青皮、陈皮各

25g，茯苓25g，香附子18g，川芎15g，白芍30g，生甘草15g，郁金15g，丹参30g，丝瓜络15g，路路通15g，生麻黄6g，蛤蚧1对。7剂，水煎，每日1剂，分3次服。

1周后复诊，胸闷气短消失，痊愈。(《古道瘦马医案》)

古道瘦马体悟

瓜蒌薤白汤一般是用来治胸痹证的，但是我认为不应该局限于此，从汤方对应的角度出发，可以治很多病症。胃病引起胸闷气结，抑或肝气郁结引起的胸闷气短等均可用，而且临床效果还不错。此案显然不是胸痹证，但胸闷气短是主症，病因是肝郁引起的，曾用疏肝理气药效果不佳，而改为以瓜蒌薤白汤为主，合并柴胡疏肝散，7剂就解决问题。我的思路还是见证发药。有瓜蒌薤白汤证就直接出方，临床效果还是不错的。经方的特点就是有是证用是方，不过多追求病因，这样可以一方治多种病，省事，何乐不为！

水郁和血瘀鉴别之要点

验案　福建谢宽，寄居粤城，癸未三月，其妻患腹痛，杂药乱投，余不效。延余诊视，六脉滞涩，少腹满痛，拒按，大小便流通。断为瘀血作痛，投以桃仁承气汤，2服痊愈。盖拒按本属实证，大便通，知不关燥屎，小便通知非蓄水，其为瘀血无疑。(《易巨荪医话》)

古道瘦马体悟

　　这是广东早年的名医易巨荪的一则医话。易巨荪（？— 1913），原名庆堂，号巨荪，亦作巨川，广东鹤山县人。出身于医药世家，"弱冠受先父庭训，即嗜读神农、黄帝、扁鹊、仲景诸圣之书。然《伤寒杂病论》《金匮要略》有体有用，尤极心摹力追"。与陈英畦（伯坛）、黎庇留、谭彤晖一起并称为"四大金刚"，为岭南伤寒四大家之一，时人认为"其运用经方比之英、庇两公更为灵活"。著有《集思医编》《集思医案》，后书于1894年付梓，并有手抄本传世，"兹集中病证治法运以精思，按合经义，唯成切实不尚浮华"。本节即采自该书。

　　读完此医案直叹易医辨证之精，同时也引起了我的深思。此案辨证的关键在于小便利与不利，以此决定是否是瘀血为主所致的腹痛。由此引申而来，临床上所经常碰到的一些病症是水郁还是血瘀的鉴别。比如肝胆病中常见的黄疸一证，很多医生遇到后，首先就想到用茵陈蒿汤或茵陈五苓散，其结果是疗效参半。其原因就在把黄疸仅认为是湿热郁阻一症，是此症，效果就好，不好就认为是病重无可挽回。

　　实际上不是这么回事，对于黄疸的治疗，中医治愈可以达到90％，这不是夸张，关键在于辨证精确，用药恰当。

　　黄疸一症临床不仅有湿热病因，还有瘀血病因，还有寒湿病因，此时不讨论这个问题。仅就湿热和瘀血的鉴别诊断，其最关键一点就在小便利与不利。不利说明有湿热，清热利湿即可，用茵陈蒿汤和茵陈五苓散；利则说明不在湿热在瘀热，可用茵陈蒿汤合血府逐瘀汤。举一例示之。

　　验案　曾治一例3个月小儿，女，先天胆道闭锁手术后黄疸发热不退，在医院期间用了多种高级抗生素无效，又请了中医科用了一段时间茵陈蒿汤和茵栀黄颗粒，仍然不见好转，患儿父母非常着急，经人介绍转诊于我，我察看了面部和巩膜及腹部，面黄深染，腹大如鼓，身烫如炙。问及大小便，答曰，大小便均利。我说此为肝胆血瘀发热，处方：血府逐瘀汤合小柴胡汤。桃仁6g，红花3g，当归5g，赤芍10g，生地黄10g，桔梗3g，柴胡15g，枳壳6g，怀牛膝5g，生甘草3g，黄芩6g，清半夏5g，党参10g，生姜3片，大枣3枚，丹参6g，生大黄2g。3剂，水煎，每日120ml，分多次服完。

3天后热退，效不更方，续服15天黄疸明显消退，2个月后胆红素基本正常。此案之所以前医治疗不效，关键就在辨证不准，所以治法无效。

医圣仲景有言：太阳病，身黄，脉沉结，少腹硬。小便不利者，为无血也；小便自利，其人如狂者，血证谛也，抵当汤主之。伤寒有热，少腹满，应小便不利，今反利者，为有血也，当下之，不可余药，宜抵当丸。（《伤寒论》）

再如《普济方》中云"血症之黄，小便自利也"。可见小便不利与自利是鉴别湿热发黄与血瘀发黄的辨证重点。

《河间六书》中云"小便不利者，湿热发黄之证也。小便自利，瘀血证也"。

《伤寒类证活人书》中明示"发黄与瘀血，外证及脉均相似，但小便不利为湿热，小便自利为瘀血"。

《医学入门》中所云更为明确："诸黄皆小便不利，唯血瘀发黄小便自利也。"这些都为临床诊治黄疸患者的辨证指明了关键性的证候。诸君可以参之思之。

强直性脊柱炎治疗一则思考

验案　赵某，女，48岁，青海人。患强直性脊柱炎10余年，经西医久治不愈，后期又吃了一段时间中药，疼痛症状不减，认为无效，慕名转诊于余。2012年4月15日初诊，身高约1.65m，不胖，面略黯黑，脊柱强直，不能弯腰，颈椎疼痛拘紧，不能左右转动，一副痛苦不堪的面容。双关脉浮滑濡，尺不足，舌淡苔白。饮食一般，月经已绝，二便基本正常。现要求治疗强直性脊柱炎，怕以后残废不能自理。中医诊断为骨痹尪痹痛痹综合征。治法补肾通督活血止痛。处方：当归30g，丹参30g，鸡血藤30g，香附子18g，羌活30g，独活30g，威灵仙20g，忍冬藤60g，老鹳草30g，怀牛膝15g，制乳香、制没药各10g，杜仲30g，续断15g，骨碎补30g，金毛狗脊30g，桑寄生18g，生地黄30g，杭白芍30g，生甘草10g。15剂，水煎，每日1剂，分2次服。同时服补肾通督胶囊（紫河车、鹿角胶、龟甲胶、阿胶、三七、黄芪）。

5月20号二诊：诉说，吃药不明显，颈椎脊骨痛得更厉害了，查脉浮濡，舌淡苔白，余证同前。我曰：此乃好现象，为药中病的，药轻病重。于是在前方基础上加重祛风止痛药续服10剂。调整后方为：当归30g，丹参30g，鸡血藤30g，香附子30g，羌活、独活各30g，威灵仙30g，葛根60g，麻黄10g，怀牛膝15g，制乳香、制没药各10g，杜仲30g，续断30g，骨碎补30g，金毛狗脊30g，桑寄生30g，杭白芍50g，生地黄、熟地黄各30g，生甘草 g，秦艽10g，细辛6g，全蝎6g，蜈蚣2条，生姜6片，大枣3枚。

5月30号三诊：病人一进门，笑逐颜开，兴奋地告诉我，这次药真灵，不痛了。比上次药强，我笑曰：你只知其一，不知其二。吃药和吃饭一样，你吃3个馒头吃饱了，你能说我是只吃第3个馒头就饱了，不吃前2个馒头能行吗？由于你前15剂药已垫底了，病发生了量变到质变，才有你今天的结果。病人听后莞尔一笑，点头称是。

随后我告之，此病治之非易，冰冻三尺，非一日之寒。得病如山倒，去病如抽丝。要想治好此病，短则3个月，长则需半年一载。病人说我知道，我有思想准备。于是我将二诊方又服5剂以巩固止痛成果，转第一诊方续服2个月，后追访诸症平息，化验正常，基本达到痊愈。最后以第一诊方为基础制作蜜丸，坚持服6个月，后访其女告曰：一切正常，不仅能操持家务，还能参加娱乐锻炼。（《古道瘦马医案》）

[按] 此是我多年治疗强直性脊柱炎病例中的一例，其治疗大法就是补肾填精，通督强腰，活血通瘀，祛风止痛。

强直性脊柱炎是一种慢性进行性疾病，主要侵犯骶髂关节、脊柱骨突、脊柱旁软组织及外周关节，并可伴发关节外表现。严重者可发生脊柱畸形和关节强直。本病发病隐袭，患者逐渐出现腰背部或骶髂部疼痛和发僵，半夜痛醒，翻身困难，晨起或久坐后起立时腰部发僵明显，但活动后减轻。疾病早期疼痛多在一侧，呈间断性，数月后疼痛多在双侧，呈持续性。随病情进展由腰椎向胸、颈部脊椎发展，则出现相应部位疼痛、活动受限或脊柱畸形，致残率很高。

此病治疗起来很麻烦，时间长，见效慢，西医多以免疫抑制药、细胞毒性药物治疗，由于疗程长，药物的不良反应很难控制，并且费用很高，同时，疗效并不理想。

中医对该病一般按痹证进行治疗，祛风、散寒、除湿、活血、化痰，但效果也是不太理想。我早年治疗此病也没有经验，后学习了大量的名老中医治疗此病的经验，又参考了焦树德老教授的著作，并按照焦老的经验思路，采用益肾补督的治法和常用处方着手治疗病人，疗效明显提高。经过多年的经验积累和思索，我认为治疗此病要注意二点：一是在补肾通督的前提下，用药要狠且重；二是长期守方，以时间换空间，取得数量到质量的变化。坚持扶正，祛邪为辅，切忌三天打鱼两天晒网，来回变方似的治疗方法。只有树立咬定青山不放松，长期打持久战的思想，才能治好此病。这就是我的一点体会。

 ## 肝硬化腹水治疗一则的体会

验案1 姚某，男，43岁，山东沂蒙山人。乙型肝炎"大三阳"，现为肝硬化腹水。从山东专门慕名来西安求治中医，刻诊：中等个子，不胖，面黧黑无光彩，腹部略鼓胀，B超肝功化验单，提示中度纤维化腹水，脉弦细，舌淡苔白，饮食、二便尚可。但精神状态不好，一见我，未开言来，先

哽咽落泪。

诉说自从患了此病，媳妇也和自己离了婚，病又在当地治不好，经济也拮据，故一时心灰意冷，也不想活了。无奈还有一未成年的女儿，正上初中，求大夫能给予治疗，延长几年生命，把孩子供养成人。闻听此言，使人戚戚。我好言安慰，答应精心尽力去治疗。

此病为中医中的臌症，已由血臌转为水臌，确为一难症也。据上述四诊，定治则补肾健脾活血散结，佐以化水，处方：生地黄、熟地黄各30g，山茱萸30g，枸杞子30g，骨碎补30g，海金沙30g，鸡内金15g，蒺藜30g，生白术、炒白术各25g，牵牛子10g，制附子（先煎）10g，鳖甲20g，龟甲20g，生牡蛎50g，丹参30g，赤芍30g，紫菀15g，陈皮15g，当归15g，炒薏苡仁30g，桃仁12g。30剂，水煎，每日1剂，分3次服。

1个月后电告，服药期间，大便次数多，每天3~4次，小便量也增多，精神、饮食尚可，腹部已软，略小。嘱上方去牵牛子，加生黄芪50g，党参30g，再续服30剂。第3个月来电报告，B超检查腹水已无，肝轻度纤维化，肝功正常，"二对半"显示为"小三阳"，病人大喜，问还怎么服药，告之，上方3天服1剂，再坚持3个月，后电话回访，病人告诉，现在情况越来越好，精神充沛，能吃能喝，不疲乏无力，生活信心十足。医嘱将上方加工成蜜丸，再服6个月。（《古道瘦马医案》）

验案2 老中医姜春华教授曾治一女性肝硬化腹水患者，5年以前肝功持续不正常，1976年初诊时见：面色黧黑，巩膜黄染，伴有腹水，失眠，腹胀，肝痛，舌质红，苔白厚，转氨酶143U/L，硫酸锌浊度试验37U。

方药：生大黄9g，桃仁9g，土鳖虫（分吞）1.5g，炮穿山甲（代，分吞）3g，川芎6g，丹参9g，田基黄30g，岗梅根（久煎）30g，紫参1.5g，对坐草30g，茯苓皮30g。经过3个多月治疗，服药49剂，面黑消失，各种症状都明显好转。肝功各项指标好转，转氨酶降至40U/L以下，硫酸锌浊度试验降至13U，蛋白电泳降至34%。

验案3 老中医岳美中教授治一例早期肝硬化患者，张某，男，49

岁。1968年秋出现肝区疼痛,食欲减退,疲乏消瘦。1970年1月突然发高热,体温达40℃,昏迷24小时,伴有呕吐、抽搐等症状,经某医院诊断肝性脑病,抢救脱险。

检查:肝肋下4.5cm,血压110/56mmHg,黄疸指数14U,谷丙转氨酶220U/L。经治疗症状缓解出院。

1个月后,因高热、昏迷、肝区疼痛、恶心、腹泻再次入院。此后即常常反复发作,屡经中西医药治疗无效。于1972年发现脾大,伴有肝臭味,肝区疼痛,经确诊为早期肝硬化。于1972年10月来诊,脉大数有涩象,而色黧黑,舌边舌尖红有瘀斑,目黄,胁痛,岳老诊为病久入络,血瘀气滞而肝硬化。

处以《金匮要略》大黄䗪虫丸,每日2丸,早、晚各服1丸,并用《冷庐医话》化瘀汤,每日1剂。药后体力渐增,痛渐减,药病相符,遂依此法加减观察,共服大黄䗪虫丸240丸,化瘀汤180剂。1年以后肝脾已不能扪及,肝功能化验正常,精神很好,恶心呕吐消失,纳佳食增,胁肋疼痛基本消,至1974年4月,基本痊愈,恢复工作。

[按] 关于肝硬化和腹水的治疗,各家的治法大同小异,用药略有不同。无非是疏肝、理气、活血、散结、健脾、利水加补肾。但是治疗的结果临床效果却有不一样,其问题在哪里呢?我认为关键是有的医生缺乏定力,梦想快速治愈,急功近利。此病非一日所得,俗话所说,冰冻三尺,非一日之寒,怎能幻想一日化解呢?所以治疗此病,一旦认准病证,确定病方,就要守方有恒,嘱患者坚持服药,功到自然成。这就是我治疗此病的最深体会,后人治之要三思。

不拘一法治疗慢性荨麻疹

验案 韩某,女,60岁。患慢性荨麻疹多年,好好坏坏,一直未彻底治愈。近1周,突然荨麻疹全身遍起,红色斑疹满布,瘙痒无比,抓痕累累，夜不能眠，心烦易怒，舌红苔黄腻，脉象弦滑有力，便干，在医院治疗1周，病情不减，又吃某老中医药3剂，无效，反而加重，经人介绍改诊于我。我观前老中医方为消风散加减，药物偏热，明显药证不符，故尔加重。此证明显为风热郁积体表，只宜辛凉解表，凉血散瘀。处方：犀角地黄汤合银翘散加减。水牛角（先煎）60g，生地黄30g，芍药15g，牡丹皮12g，连翘30g，金银花30g，桔梗6g，薄荷10g，淡竹叶15g，生甘草30g，荆芥10g，防风10g，淡豆豉10g，牛蒡子12g，苦参30g，白鲜皮50g，紫草30g，茜草15g，地肤子15g，枳壳12g，地骨皮30g。5剂，水煎，每日1剂，分3次服。

1周后复诊，告曰：吃3剂后痒轻，5剂后发作减少，效不更方，又续服7剂，痒止疹退，基本痊愈。后以乌梢蛇止痒丸善后，嘱忌口3个月辛辣海鲜，以防复发。

[按] 此病治疗之所以较快，关键在于辨证准确，用方得当。犀角地黄汤清热凉血，散瘀退斑。银翘散辛凉透表，清热解毒。外加治皮肤专药，苦参、白鲜皮等。通过此案，应该注意一点，治病不要死守一法一方，要辨证处理，分清虚实寒热，分别不同施法用方，才能治起病来得心应手。

治疗贝赫切特综合证一案反思

验案 朱某，女，30岁。甘肃省某三甲医院确诊贝赫切特综合征，刻诊：人稍胖面白，发热心悸，天天吃激素消炎控制，口腔内大小溃疡五六处，外阴唇溃疡二三处，双膝关节疼痛，不想吃东西，胃胀，大小便基本正常。脉滑数，舌红苔腻。

患此病已5年，北京、上海等全国大地方看过多地，越来越重，被病折磨得痛不欲生。经同学介绍求诊我处中医。我先予老经验处之，断为中医湿热证，开出甘草泻心汤合升麻鳖甲汤，15剂。15天后复诊，诸症未减，胃口更呆，又添欲呕一症，舌苔更厚，白如积雪。显然前方未对证。重新认真辨证，为甘露消毒丹证，舍病从证处方：藿香12g，佩兰12g，砂仁10g，石菖蒲15g，茵陈30g，滑石30g，通草10g，黄芩30g，连翘45g，忍冬藤30g，贝母25g，射干15g，薄荷10g，草果10g，苍术20g，生薏苡仁45g，重楼25g，升麻25g，鳖甲15g，生甘草30g，党参30g，桂枝15g，白花蛇舌草30g，炒麦芽、炒山楂、炒神曲各12g。7剂，水煎，每日1剂，分3次服。

1周后再诊，胃口略开，诸证稍敛，效不更方。又开30剂（因病人在甘肃，家中有哺乳幼儿，故多开几剂，且此病是顽证，非一日之功可愈）。1个月后告之，已不发热，关节不痛，上下溃疡已减少，亦可以吃饭，病人大喜，看到希望，要求继续服药治疗。尔后停服激素又服此方60余剂，终获痊愈。

古道瘦马体悟

此病治疗主方是甘露消毒丹又加上升麻鳖甲汤，取效后一方坚持到底，终使此顽症痊愈。

反思此案治疗有两点要注意。一是不能犯经验主义，一见贝赫切特综合征就光想到专病专方的思路上了，全忘了中医的辨证施治，故一诊后病未见减反而加重，好在迷途即返，重归中医辨证，以甘露消毒丹为是，随即渐入坦途。二是对于大病疑难重证，一旦认准，取得初效，即要守方，坚持时日，方能解决问题。该案即是如此，切忌来回辨证换方，此案服药近百剂就说明这个问题。

治疗下肢浮肿要注重温补肾阳

〔**验案**〕　马某，男，66岁。最近2个月双腿逐渐水肿，先是从脚脖子开始慢慢向上发展至膝盖，手一摁一个坑，下肢沉重无力。经检查无心脏病、肝硬化、肾炎等疾病，脉弦细无力，舌淡苔白，小便利，余无他症。西医利尿药无效。辨证肾阳不足，阴水上泛。处方：真武汤合五苓散7剂，1周后复诊无效。再诊处方济生肾气丸加减：肉桂10g，附子10g，生地黄、熟地黄各30g，山茱萸30g，山药30g，茯苓50g，泽泻70g，牡丹皮10g，怀牛膝10g，车前子30g，益母草60g，白茅根60g。7剂。

三诊，肿退至膝下，效不更方，再7剂，肿退至胫部，1周一个变化，又2周原方续服，水肿尽消。

古道瘦马体悟

此案一诊仅考虑见肿利水未注重病机，犯了和西医一样的错误，故无效。二诊起温阳补肾兼利水，很快就见效。桂附地黄温补肾气，从本入手是正治。益母草大量运用活血利尿，消退腿肿特效，我临床常用，但是要注意用大量，小量无效。此药对于高血压引起的浮肿效果也很好，诸位同道不妨一试，一定令你满意的。

产后风致关节炎要分清虚实下药

验案 郝某，女，32岁。产后受风，双下肢关节疼痛不已，化验血沉风湿因子为阳性。医院诊断为风湿性关节炎。予以布洛芬治疗，当时吃了止痛，过后仍犯，不除根，寻求中医治疗。时诊：人中等个子，虚胖面白，脉弦滑兼数，无力，舌红苔薄。言之生完孩子，未注意受了风寒，自此双腿关节疼痛难忍，察双关节怕风不肿，饮食、二便尚可。血虚受风，郁久化热。处方：水牛角（先煎）30g，生地黄60g，牡丹皮12g，赤芍30g，忍冬藤30g，海风藤30g，石楠藤30g，生黄芪150g，当归30g，首乌藤30g，生甘草30g，徐长卿30g，淫羊藿30g。7剂，水煎，每日1剂，分3次服。

1周后复诊，双腿关节已不痛了，效不更方，继服5剂，痊愈。

古道瘦马体悟

此案比较单纯，时间又不长，治疗及时得法，故见效较快。该案中当归补血汤补血，水牛角、地黄活血凉血，扶杖汤淫羊藿、赤芍扶正通痹，"四藤"通络祛湿，活血解毒，徐长卿祛风湿止顽痛之专药也。除了配方合理全面外，有两点值得提出：一是黄芪要大量，气行血行，此为四神煎用法；二是生地黄要大量，姜春华老中医善重用此药治热痹，此处乃学之。临床效如桴鼓，诸位不妨一用。

银屑病顽症小方也能治好

验案 窦某，女，70岁。近1个月来，老觉得脖颈部瘙痒不断，因在项部自己看不到，以为是过敏或湿疹，到医院诊治为银屑病，予以派瑞松外涂，仍然瘙痒不绝。求诊于我处，观察项部基底泛红，约有一硬币之厚，上敷一层银屑，宽约2厘米，长达20多厘米，典型的银屑病。我说好治，10天解决问题，老妇惊讶，露出不可相信之情。说时间长了，人家都说不好治，你怎么说得这么轻松。笑曰：治之不得法，百治不愈；得法易耳！我有一方君用之必效。处方：生半夏15g，斑蝥5g，200ml高度白酒浸泡1周外涂患处，每日3～4次，即可。切记不可涂到好肉上。老妇持药半信半疑而去。15天后该妇满面笑容而来，低下脖子叫我看，原银屑病云消雾散，皮肤光洁如初。言曰：无以感谢，送上两盒碧螺春请笑纳。

此方我治局部性银屑病，头癣之类，屡用屡验，《杏林薪传》中亦有记载，诸位不可轻之，方小效宏，民间良方也。

手足皲裂从内治是良法

◎验案◎ 王某，女，30岁。手足干裂1年有余，多处求医，外涂各种药膏，内服诸多维生素及养血之品，无效。时诊：手虎口一侧干裂渗血，见水后更是疼痛难忍。面色苍白，月经偏少，血色素低，伴有心悸多梦，乏困腰酸，舌淡苔薄白，脉弦细无力。余无他症。辨心血营亏，气血不足。处方：人参归脾汤（丸）1个月量，服后，效果不大，仅心悸多梦略有改善。手干裂渗血无大变化。后处外用方，桃仁板油膏，用后稍有改善，好好停停，总是不能治愈。再诊时我思之良久处方：补肾强精胶囊50天量。吃完后，双手裂处光滑湿润，月经量亦正常。该女高兴得难已掩于其表，逢人便说还是中医好，长久顽疾一扫光。原处方为：紫河车60g，西洋参60g，生黄芪60g，当归粉120g，阿胶30g，龟甲胶30g，鹿角胶30g，鹿茸12g，鸡内金30g，菟丝子60g。上药打粉装胶囊，口服，每次6粒，每日3次。

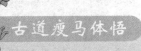
古道瘦马体悟

此案无特别评说处，辨证无误，前药不效，后药而愈，病重药轻耳！

老年人感冒要注意扶正祛邪

◎验案◎ 成某，女，77岁。2011年12月25日诊，自述1周前受凉感冒，小有发热发冷，吃了些感冒药好转，近几天无其他大症状，但是总是怕冷无力，伴有心悸，尤其是半夜更是厉害。有糖尿病、高血压、肺心病等，人稍白胖，脸略胀。察舌淡苔薄白，脉滑略数，动则气喘，饮食尚可，二便不利。病人要求首先解决憎寒怕冷一症。辨证：正气不足，余邪未尽。鉴于病人年事已高，不愿服汤药，处方：高丽参30g煎水常饮，送服复方阿司匹林1片，每日3次。1天后冷感减少，3天后冷感消除，停服复方阿司匹林，续服1周痊愈。

古道瘦马体悟

　　感冒一证临床很常见，但是处理起来并不是很容易，尤其是老年人和小孩及久病之人。在治疗上一定要分清虚实寒热，辨证施治，不宜一方到底，一律一方。此案因是老年人，又是久病之人，明显的正气不足，怕冷恶寒，说明两点，一是阳气虚，二是受寒。古人云：有一分恶寒，便有一分表证。故用复方阿司匹林解表祛寒，人参扶正。此案亦可用麻黄附子细辛汤治疗，因病人不愿服汤药，所以才变通处理。此点不可不知。

糖尿病足溃疡要攻补兼施

验案　申氏，女，72岁。患高血压、冠心病、糖尿病多年，现经常头晕，胸闷，心悸，舌微红，苔白略腻，脉滑数有力，左足面有一处溃疡，足踝上有两处溃疡，大小如铜钱大，已3～4年，用过各种外用药均无法愈合，流脓腥臭。整个小腿及足面全部褐紫色不褪亦有3～4年之久。处方：蒺藜30g，钩藤30g，菊花30g，茺蔚子30，生黄芪30g，当归60g，赤芍30g，玄参30g，金银花30g，忍冬藤30g，怀牛膝30g，石斛30g，生甘草30g，地骨皮50g，苦参10g，炙龟甲15g。7剂，水煎，每日1剂，分3次服。

　　1周后血压下降，头已不晕，胸闷心悸好转，溃疡无大变化，但已不流脓水了。效不更方，续服7剂，三诊时，血压正常，足面的一个溃疡已开始收敛愈合。上方去蒺藜、钩藤、菊花、茺蔚子，又服10剂，足面处溃疡痊愈，足踝上两处溃疡收敛缩小，小腿及足面褐紫色逐渐褪去成为斑马色，继续用药1个月，几年未愈溃疡全部愈合，腿部颜色基本恢复正常，后以上方加工成水丸常服，未再复发。

古道瘦马体悟

　　糖尿病病人后期严重者常引起下肢脉管炎，进而溃疡，伤口长期不愈合，此方（生黄芪30～150g，当归30～60g，玄参30g，金银花30g，忍冬藤30g，怀牛膝30g，石斛30g，赤芍30g，生甘草30g，全蝎10g，蜈蚣2条。主治：脱疽、脉管炎、糖尿病足溃疡。功效：补气活血，清热解毒，托表生肌）有显著治疗作用。该方集当归补血汤、四妙勇安汤、四味健步汤于一体，补气活血，清热解毒，托表生肌，临床效果特好，我屡用屡验，几无失手。其中黄芪随气虚程度可大可小，当归随血虚状况亦可相机调整。久病不愈加全蝎、蜈蚣搜风剔毒扶正通络，不可轻之。

第三讲 用药真谛

为医之事，识药为第一要务。就像打仗要有武器一样，药物就是医者治病的兵刃。本讲讲述学习古今名老中医治病用药的经验，并且全部经过亲自重复验证，临床有效，可资借鉴。

 黄芪托表生肌效可信

验案1 宋某，男，28岁。1983年春某日，在工作中砸伤左脚踇趾，东直门医院为之缝合后（共缝9针），感染化脓，外科乃切除踇趾1/2。4个月来，切口一直不愈合。我院外科主张再次手术，患者不愿，遂求我诊治。患者精神抖擞，谈笑自若，饮食远逾常人，体重约80kg，殊无病态。检视创面清洁，无脓血，不臭，不痛，创口骨痂稍稍突出，如婴儿初生齿状，周围肉芽色淡。以我的经验，此人就全身情况而论，无何虚证可言；而创口不敛，肉芽生长迟缓，则仍当归诸气血不足。非必以面色苍白、疲乏、自汗、食少、脉弱、舌淡始可判断为虚证。处方用黄芪125g，当归45g，老母鸡1只，炖烂，吃肉喝汤，两日1鸡，连用2周。患者颇以已大大超重为虑，我许以愈后再议减肥，相视莞尔。1周间，其肉芽渐由淡红而嫩红，生长迅速，已将骨痂全部包裹，再1周，欣欣然上班去矣。

我以大量黄芪为主药，治疗创口不敛，20年间，约有十余病例。去年春天，我由荷兰返四川梓潼，偕家兄、杨定基医师会诊一下肢外伤患者，亦创口久不收敛。当晚服药，次日晨，主管史医师即来叩门，亟道"怪事，怪事，一夜之间，就开始长肉愈合了！"此亦出我意料之外者，然确是事实。附志于此，谨供同道参考。（《读书析疑与临证得失——何绍奇》）

古道瘦马体悟

用黄芪治疗伤口溃疡久不收敛，疗效是可靠的，我一生用此治疗此症不下二三百例，包括20年不愈的糖尿病足溃疡，无有不收效的。但是一定是要大量，我常用量是100～250g，小于此量效差。切记！

验案2　　李某，男，48岁。就诊前1周，肚脐左上5cm处，长一热痈，开始有鸡蛋大小肿块，红肿热痛，随便找了一点消炎药吃了，又用了点拔毒膏，未能控制住病情发展，红肿继续增大。本应等脓熟透后切开引流即可，无奈患者自视懂点医学常识，未等熟透，自行挤压，结果引起感染扩散，高热、灼烫，险些酿成败血症。经医院连续注射大量抗生素，才未继续发展。1周后出院，伤口留了1个大枣大的窟窿，久不收口，来就诊中医。

检视伤口不红发暗，塞有依沙吖啶黄纱条，创面约2cm，深入腹腔，不愈合。舌淡苔白腻，脉浮大而芤。饮食、二便一般。

诊断：腹痛，时间已久，气血虚耗。立法：大剂益气托表生肌兼清热解毒。

处方：生黄芪150g，当归30g，川芎10g，赤芍12g，熟地黄30g，太子参12g，白术10g，生甘草10g，蒲公英15g，野菊花30g，金银花15g，连翘15g，紫花地丁50g。7剂，水煎服。

此案以大剂温补气血为主，重用黄芪，因病为后期，伤口不敛，以虚为主；兼以清热解毒，蒲公英散结力大，宜小剂量，因感染未尽，故加紫花地丁解毒。主次分明，重点突出。

1周后复诊：伤口已近收敛，无脓水流出，创面发红，不再黯黑。前方去蒲公英、连翘、野菊花，续服7剂，痊愈。（《古道瘦马医案》）

3年前我治疗一例压疮，深达坐骨，患者住院3年未见丝毫效果，本为块状压疮，现为一鹅蛋大深孔，我给予黄芪80g，当归30g，党参30g，服用20天后基本痊愈。

我曾用黄芪60g，红参20g治疗一脱肛严重到不能出门的患者，只用5剂。脱出的肠黏膜就纳入肛门，患者也可出门交往了。用法：将二味药煲水频饮，温热饮。（《网友梦回香格里拉医案》）

地骨皮重用确实能够止痒

读《中医临床家——胡天雄》一书时，读到地骨皮止痒一篇真叫人拍案叫绝，不时拿到临床上验证确有实效，乃感天雄老中医不胡言也。

原文是：地骨皮性味苦寒，通常之用有二：退伏热以除蒸；清肺而定喘。此外，尚可祛风热以止痒，则不甚为人所注意。一人患疹，遍身瘙痒，胸腹尤甚，久治未效，谭礼初老医师用地骨皮30g，生地黄30g，紫草15g，猪蹄壳7个。煎水服，3剂即愈。以药测证，知此种瘙痒，当有血分燥热证候之可验。又见一人患脓疱疮，瘙痒流汁，遍请县城诸老中医治之不愈。一年轻女医师单用地骨皮一味煎水洗之，随洗随愈，因而声名大噪。（《中医临床家——胡天雄》）

古道瘦马体悟

近期治一孕妇，33岁，妊娠3个月，突患荨麻疹，浑身上下陡然云起大片红白相间的大疙瘩，瘙痒无比，抓挠血痂。要求中医治疗，坚称不服中药，外洗。现代女性自我保护意识增强。余接诊后，思之：

外治之理即内治之理，结合胡天雄老中医重用地骨皮之经验。

处方：荆芥 12g，防风 12g，透骨草 30g，地骨皮 100g，野菊花 60g，蝉蜕 20g，益母草 60g，地肤子 60g，蛇床子 60g，生甘草 10g。3 剂，令用大锅煎 20 分钟，洗浴。3 剂药用完即告痊愈。

此案即是重用了地骨皮，合其他药共奏疏风、透热、活血、止痒。平时临床上，吾不但外洗重用地骨皮止痒，内服亦然，仍然效佳。

肝脾大灵验药对

肝脾大加合欢皮、蒺藜，有个小故事。

那是找我看肝的病人，还不是糖尿病病人，差不多肝炎病人晚期的时候都有肝脾大，同时都有睡觉不好，那时候我就用这个合欢皮加蒺藜。这两味药也是我老师常用的对药，使人睡觉好，安眠的效果挺好的，我就用这两样药。

因为他是肝炎病人我也没考虑到肝脾大的这个问题，主要用蒺藜与合欢皮解决他睡眠问题。没想到这个肝炎病人后来让西医给检查了一下，结果他肝脾不大了。我就很奇怪，于是我在首都医院西医学习中医班，跟那些西医大夫也讲到了这件事。

有一个大夫他就是搞肝炎病的，于是他见着肝脾大的，他不加别的药，就给他来合欢皮、蒺藜，熬水给他吃。没想到蒺藜、合欢皮消肝脾大相当好。这也是无意中发现的一个经验，今后如碰到这样的病人你也可以试试。

不只是糖尿病病人，就是肝病的人，慢性肝炎、迁延性肝炎的人，这些人如果发现肝脾大，特别是肝硬化，肝硬化的病人很多都出现这个现象。你可以试一下，就是在你给解决肝硬化的基础上，你就加上这两味药，你试试看，因为它也可以解决他那个睡觉不好。

另外，我查了一些资料，这个蒺藜有消痞的作用。有那么一个方子，拿蒺藜熬成膏子，500g蒺藜，熬，就那么煮，煮煮它就黏稠了、浓缩了，然后你把蒺藜那个渣给滤出去，就要那个汤，然后再拿微火熬，结果就成了药膏子一样，很黏很黏的药膏子。治小孩儿的那个痞积，小孩儿痞积不就是脾大吗。你就把蒺藜那个药膏子，按他那个痞的大小，你给他糊上，上面盖上纱布，结果痞块消，这蒺藜有这个作用。所以，我查了半天只找出这么一个根据来，合欢皮我没找出。但是俩配合一起呢，也就是我们那个西医大夫后来跟我讲的，他说现在我可找着消肝脾大的一个方了，就这两味药。这也是我们碰上的这个临床经验吧，看看你们今后用，是不是也取得那个效果。

（《名老中医传略，学术•传人丛书》祝谌予）

古道瘦马体悟

　　这是我在读祝老的一篇演讲稿中的一段话，引起了我的注意。慢性肝炎和肝硬化是临床上常见的病证，尤其是肝脾大，包括门静脉粗大，一直没有很好的解决办法和有效药物。祝老的偶然发现，轻而易举地解决了这个问题，这就是蒺藜合欢皮药对。临床上是否真有效，祝老叫我们再试。我现在可以告诉大家是有效的。我曾经用此药对加入有关方子里治一早期肝硬化、"乙型肝炎小三阳"伴脾门静脉大的病人，服药6个月脾和门静脉均恢复正常，1年后"小三阳"亦转阴。以后又治过多例此类病人均有显著效果。祝老不虚言也。

半夏重剂治失眠

《清•吴鞠通医案》卷4载："秀氏，23岁。产后不寐，脉弦，呛咳。与《灵枢》半夏汤。先用半夏一两不应，次服二两得熟寐，又减至一两仍不寐，又加至二两又得寐，于是竟用二两。服七八贴后，以《外台秘要》茯苓饮收功。"

古道瘦马体悟

用重剂半夏治失眠是我的拿手好戏，但是这也不是我凭空想象来的，最初用半夏治失眠就是从读《吴鞠通医案》这则医案中受到启发和学习的。

要说用半夏吴鞠通是这方面的高手，古人还真见的不多。吴氏治失眠动则一两至二两，收效颇著。看的我心中直发痒，总想一试，后在今人大量用半夏无不良反应的启示下，也就开始一点点试用。

主要是应用于治疗失眠一症，先是从15g用起，效果不显著，又加至30g，始见初效。经过多年的使用，摸索出有效量为45g以上。对于严重的失眠症我一般是用90～120g，几无不效者。多年来我用半夏治失眠相当频繁，治此症无有不用，成了我用药的一大特色。对此我曾撰文多次推荐，但是应者甚少，致使一良药被埋没。但是也有胆大者，一用即效。

有一名老中医，70多岁，去年冬，在海南三亚度假休养期间，兼事医疗工作。曾接诊一糖尿病顽固失眠者，整日整晚睡不着觉，屡用各种中药不效，在读了我的文章后，凭其多年的临床经验，认为可用，果断地用大剂量半夏，每剂清半夏120g，当晚使患者熟睡6个小时，病人、医生惊叹不已，拍手称庆。而后连用1个月余，治好此顽症。该案老医事后专门打电话告之我，谢我公开秘方。该案患者也多次打电话写信捎礼品表示感谢。老医称是秘方，其实哪里是秘方啊！就是一普通半夏，重用而已。

附：江尔逊治顽固失眠重用法半夏

患者男性，46岁。1996年10月18日来诊。年前因事怫逆，郁怒难伸，渐至失眠，4年来常服中成药，如归脾丸、养心安神片、朱砂安神丸、柏子养心丸等，临睡前加服西药地西泮。

近 6 个月来失眠加重，每晚必服地西泮 5mg 方能浅睡三四个小时，且多梦纷纭。怵惕易惊。又因宿患慢性胃炎、慢性胆囊炎，常用三九胃泰、胃苏颗粒、消炎利胆片等，似效非效，甚是烦恼。

刻诊：面容瘦削，略显晦暗，胃脘满闷而不痛，嗳气频频，口干苦，纳差，大便偏干，舌质红、苔黄粗厚，脉弦沉。

本例宿疾慢性胃炎、慢性胆囊炎所致的胃脘满闷、嗳气、口干苦、纳差等是失眠的伴见症，而这一系列症状的主要病机——胆热犯胃、胃失和降，恰恰就是主症失眠的病机之一。胆热犯胃往往酿热生痰，痰热上扰于心则失眠。所以，开手重点治疗胆热犯胃、胃失和降便是一举两得。

患者长期饱受失眠之苦，唯求安睡，无复他求。然则宿病胆热犯胃，胃失和降，宿病不除，卧安从来？

今先行清胆和胃，用黄连温胆汤合小陷胸汤、半夏泻心汤化裁，使胆宁胃和则易安卧矣。处方：法半夏 15g，茯苓 30g，竹茹 20g，炒枳实 15g，黄连 5g，黄芩 10g，干姜 5g，瓜蒌仁 15g，太子参 10g，蒲公英 30g。4 剂，地西泮照服。

二诊：胃脘满闷消失，嗳气、口干苦、怵惕易惊等减轻，大便通畅，睡眠略有改善。患者喜，乃续服本方，而停服地西泮。但当晚便通宵失眠，不得已，复用地西泮如前。服至 12 剂，纳开，口苦除，唯仍不敢停服地西泮，停服则入睡极难，心烦不安。察其舌质仍红，苔黄薄少津，脉弦沉而细。知其胆热胃逆之证已愈，而露出肝郁血虚之底板。

乃改投疏郁养血的酸枣仁汤加味：酸枣仁 30g，茯苓 30g，知母 12g，川芎 10g，炙甘草 10g，丹参 30g，百合 30g。3 剂，地西泮减半服。

三诊：睡眠仍无明显改善，上方加法半夏 40g，夏枯草 30g，高粱米 50g。

效果：服 3 剂，入睡较快，且能安睡四五个小时；停服地西泮，继服至 15 ～ 30 剂后，入睡如常人，能安睡五六个小时矣。嘱将上方制成蜜丸常服。6 个月后访，睡眠大致正常。

江老治失眠顽症，恒在辨证方的基础上加法半夏 30 ～ 60g，高粱米

50～100g，夏枯草15～30g，颇能提高疗效，本病例便是。

自上述病例以《失眠4年》发表以来，陆续收到不少读者来信，其中约有数十封来信对文中病例第三诊重用法半夏40g提出疑问。

如浙江省金华市夏医生的来信便颇具代表性，信中写道："读了您发表的《失眠4年》，又巧遇一位与您文中所述病例病情极相同的患者，失眠近1年，四处求治不效。患者，男，47岁，失眠近11年，宿患慢性胆囊炎、慢性胃炎，求治多处。曾服消炎利胆片、养胃颗粒、血府逐瘀口服液、敖东安神补脑液，效果不甚明显。来我处就诊前，每日需服地西泮5mg才能浅睡2～3小时。经我观察，觉得这位患者与您文章中的那位患者证候极为相似，就斗胆抄用您一诊的处方。5剂服完后，患者述说效果较为明显，很是高兴，对我说了不少感谢的话，我就把您的文章给他看。他表示继续再服药。按一诊的方，又服了7剂。结果，每晚不服地西泮，可睡4～5小时，若服地西泮25mg，可睡7～8小时，基本可达正常。"

"此时病人提出要求，最好能不服地西泮，也可有正常睡眠。昨日患者就诊，患者胆热犯胃证候已消除，似有血虚气滞的表现。遂又抄了您三诊的处方：酸枣仁汤合半夏秫米汤。不料我院中药房药师拒不给药，认为方中法半夏一味用量过大。她说干了半辈子药师，从未见过法半夏用到40g的方子。我很为难，她是老资格的药师，说或许是杂志在印刷的时候出了错误。我想向您印证校对一下是什么原因，也好对患者有所交代。"

笔者在此首先申明：杂志印刷无错误。而应当回答的主要问题是：半夏到底有毒还是无毒？半夏可否大剂量使用？

众所周知，半夏分生半夏和制半夏两类。生半夏有毒，若用至40g，应注明先煎30分钟以破坏其有毒的成分。今则连法半夏即制半夏40g亦拒付之，令初涉医林者遭遇满头雾水。

拙见认为，资深药师拒付之是有书为证的。谓予不信，请翻阅历代本草（包括李时珍的《本草纲目》），无不笼统记载半夏有毒，就连中医高校《中药学》亦从其说，且规定半夏用量为5～10g。《中药学》是这样介绍半夏毒性的：半夏中有毒成分对局部有强烈的刺激性，生食时可使舌、咽和口腔产生麻木、肿痛、流涎、张口困难等。

但是需要明确者，此言生半夏生食之。而生食之者，往往是误食。煮食呢？《中药学》继续写道："此有毒成分难溶于水，经久加热可被破坏。"由此可见，生半夏煮熟且久煮后食之，或仅服食其药液，应当是基本无毒的。

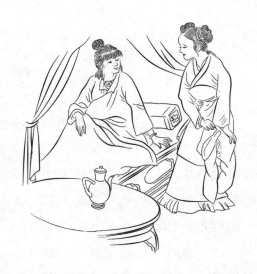

然而，《中药学》由此得出的结论竟然是："生半夏有毒，内服一般不用。"这就令人费解了。《中药学》提倡使用姜汁、白矾加工制成的制半夏，还特别注明：生半夏的有毒成分"不能单纯被姜汁破坏，而能被白矾所消除"。可见，完全符合炮制规范的制半夏是无毒的。

由此应当得出结论：①制半夏无毒；生半夏有毒，久煎可消除其毒性。②制半夏可用大剂量，不必先煎；生半夏宜先煎30分钟以去其毒性，若重用30～60g，以先煎1小时为宜。③若顾虑到半夏炮制不规范而可能残存毒性，则在使用大剂量（30g以上）时不妨先煎30分钟，以防万一。

行文至此，已可打住。又欲写几句题外之言供同道参考。

第一，方书之祖《伤寒论》使用半夏的方剂多多，均注明"洗"，即生半夏用水洗干净后入药，绝非后世使用生姜、明矾炮制之者。而近代名医张锡纯使用制半夏，则深恶其炮制不当，含明矾太多、"相制太过，毫无辛味，转多矾味，令人呕吐。即药房所鬻之清半夏中亦有矾，以之利湿尤可，若以之止呕吐及吐血、衄血，殊为非宜。愚治此等证，必用微温之水淘洗数次，然后用之。然屡次淘之则力减，故需将分量加重也"。

第二，上文已经回答半夏可以大剂量使用，今再续申之。半夏使用机会多，取效的关键是用量：若燥湿化痰，6～10g足矣；降逆止呕，15～20g不为多；镇静安神，必用30～60g。

第三，生半夏阙功伟哉！顽痰宿瘀致病，特别是癌性疼痛，制半夏无能为力，应当大胆重用生半夏（久煎去其毒性）。

白头翁尿道灼热之克星

白头翁一药，功效清热解毒凉血，为治痢之要药，如白头翁汤就是以此药为主。历代文献均论本药治热痢，但却很少论及其他功用。近代名医冉雪峰龚姓弟子所著《医笔谈》中提出了白头翁有治尿道灼热坠痛之功效。笔者临床治疗尿道灼热坠痛时，常在辨证基础上加入白头翁，每每收到良好疗效。现将点滴体会介绍于下。

尿道灼热坠痛主要是由湿热蕴结下焦，导致膀胱气化不利所致。症见小便频急，淋沥不尽，口干口苦，舌红苔黄厚而腻，脉数。而笔者认为，本病病机尚与肝木之气逆乱有关，因肝经络阴器，肝木逆乱之气与邪热郁遏迫注阴器，则可致尿道灼热坠痛。故笔者以八正散合白头翁治疗本病疗效甚好。

验案 曾治一25岁男性患者，小便时尿道灼热坠痛，尿黄口苦，舌红苔厚腻，尿常规隐血，蛋白（一），血常规正常。前医诊为尿道炎，用诺氟沙星和中药清热通淋之剂，辗转数医治疗2个月余，疗效不佳。刻下症如前述，属下焦湿热之淋证。处以八正散合白头翁加减：白头翁、栀子、瞿麦、生地黄、甘草、木通各10g，车前草、萹蓄各15g，黄柏12g，滑石20g。3剂而愈。

以上可见白头翁的功用不仅能治热痢，在临床上只要辨证准确更能治尿道灼热坠痛。（刘仁毅《方药妙用》）

古道瘦马体悟

说起白头翁一药，大家并不陌生，著名的经方白头翁汤即是，临床上一般用于痢疾，我亦不例外，但是正如上文所述，白头翁的作用不止此一端。我临床上治血热崩漏一证也善于重用白头翁清热凉血，效果颇佳。山东名老中医张志远的地榆贯众白头翁汤即是。尽管病证不同，病机相同，同取白头翁清热凉血的作用是一致的，移治于尿道灼热坠痛同理亦是可行的。临床上泌尿系感染除了引起尿急尿频尿结外，部分病人尿道灼热疼痛亦常见，一般用八正散、导赤散解决其他症状较易，但解决尿道发热灼痛不佳，在这方面白头翁是特长，是专药。受上文启示我常用之，可收立竿见影之效。

　　我曾治一龚姓中年妇女，泌尿系统感染，发热，尿急、尿频、尿涩痛，尿检后诊断为急性尿道炎，在医院静脉滴注用药 1 周，诸症消失，唯有尿道灼热涩痛不减，西医无法，寻求中医治疗，我即予四妙散加白头翁 50g，1 剂痛轻热减，3 剂即愈。类似此症，只要是尿道灼热一症突出者，我即在治淋方中加入白头翁一味，屡收速效。其实临证中很多中药都有多种功效，学中医者不妨广开思路，多探索一药多能，充分发挥挖掘中药的作用。

治淋妙药选牛膝

　　通过阅读医案及中医理论的掌握，可以使医生们在自己的临证中不断地产生新的有效方剂。

　　记得自己在工作后不久，阅读四川名医刘梓衡先生编著的《临床经验回忆录》，其后有附录 3 篇，皆言两味药治重症之奇验，其中一案用牛膝31g，乳香 3g 治疗一青年工人之血淋：小便时阴茎疼痛，龟头包皮水肿如大气球，有如斗碗，状若水晶，效果非常显著。

　　后阅《本草纲目》《张氏医通》等书，皆言牛膝为淋证之要药。《诸病源候论》云："诸淋皆肾虚而膀胱热也。"遂结合自己用药习惯，于四妙丸加炒杜仲、炒续断组成方剂：牛膝 31g，乳香 3g，苍术 10g，黄柏 10g，薏苡仁 30g，炒杜仲 12g，炒续断 12g。共 7 味，水煎服。用之临床治疗急、慢性尿路感染，效果非常显著，甚至用八正散无效者，用本方亦常获良效。本方之创立全得益于刘老之医案。（雷根平《临证用药医案集》）

•验案•　两味药治重病奇验：杨某，男，21岁，成都某汽车修理店学徒。1955年5月17日来我处求诊，主诉："小便时阴茎疼痛，近更屙又屙不出，龟头包皮肿大如气球，走路擦到就痛。到某医院检查，需住院手术，要先交50元，我咋交得起这么多钱啊！"见其面色青黄，舌根微青带黑，舌白兼黄，脉浮数而滑，为之检视龟头包皮肿大，有斗碗大，如水晶状。此血淋所引起，小便难出，浸入皮肤，结成此水晶球也。

处方如下：牛膝31g，乳香3g。

第2天来说："服药后，茎中及龟头痛已解。"嘱其再服。

第3天前来候诊时，见其头面光泽，喜笑颜开。据说："昨天我煎成双剂，连服3次，半夜起来，尿胀慌了，跑进厕所，因为不痛，尿后才发觉龟头水疱被抓破了，整个内裤和两胯都打湿了。"

病人由血淋开始，水分浸溢皮肤，致龟头水疱。牛膝能散恶血，为治血淋要药。李时珍说："治五淋尿血，茎中痛。"缪希雍说："性善下行……能通气滞血凝。"叶天士说："苦平清肺，肺气清则通调水道。"日医冈村尚谦说："治腰膝疼痛，癥瘕，经闭，淋闭，血尿等症。"张山雷说："清利二便。"张景岳说："走十二经络。"《仁斋直指方》说："小便淋痛，或尿血，或沙石胀痛……或入麝香、乳香尤良。"《医学集成》在淋症篇内，亦指出用牛膝、乳香法，故病人得此而大见奇效。（刘梓衡《临床经验回忆录》）

古道瘦马体悟

根据上述两篇文章，我结合临床又组成了自己的重用牛膝治疗泌尿系感染方：怀牛膝30g，黄柏15g，苍术10g，生薏苡仁50g，乳香5g，炒杜仲15g，炒续断15g，当归15g，苦参12g，贝母15g。

该方是在雷氏验方的基础上又加入了张仲景的当归贝母苦参丸，

临床运用更为妥帖效验。现举一例示之：马某，女，38 岁，近些日子患急性泌尿系统感染，少腹急结，小便不利，尿道灼热，西医打针 1 周，效果不明显，求治中医。刻诊：除上述症状仍存在外，舌微红，苔薄白，尺脉滑数大，大便略干。处上方加导气汤：怀牛膝 30g，黄柏 15g，苍术 10g，生薏苡仁 50g，乳香 5g，炒杜仲 15g，炒续断 15g，当归 15g，苦参 12g，贝母 15g，白头翁 30g，吴茱萸 6g，小茴香 5g，木香 10g，木瓜 10g，川楝子 15g。5 剂后诸症消失，痊愈。此案加导气汤因有少腹急结。（《古道瘦马医案》）

乳香可治颈椎病

乳香来源于橄榄科植物卡氏乳香树经刀割渗出的树脂，具有活血止痛、消肿生肌的功效。常用于跌打损伤、瘀滞疼痛、瘀血阻滞所致的心腹疼痛、癥瘕积聚、风湿痹痛等。

乳香始载于成书于汉末的《名医别录》，按三品分类列为上品。乳香和没药的配伍使用最早出自明代王肯堂《证治准绳》乳香止痛散。

《本草纲目》云："乳香活血，没药散血，皆能止痛消肿生肌，故二药每每相兼而用。"

经笔者查阅大量文献发现，现代研究表明，乳香提取物对佐剂诱导的关节炎路易鼠的治疗效果很好。从乳香中提取的 18 个单体成分在动物实验中被证实有明显抗炎活性，迄今已发现 3 种倍半萜烯成分有强烈镇痛作用。笔者相信这个结果还仅仅是一个开始，随着研究手段的不断提高，乳香中更多的成分将被发现并开发利用。

笔者在临床诊疗中对用乳香的患者进行过疗效观察，从临床角度有感而悟，乳香有神奇的修复人体局部损伤的作用。其实乳香就是乳香树在刀割、虫咬、雷劈受伤时自身分泌的树脂，是一种植物"抗体"，可能有天然修复因子帮助乳香树修复创口。类似作用的还有没药树的树脂——没药，麒麟竭的树脂——血竭，更有甚者，古代松树、枫树的树脂埋藏于地下万年，即众所周知的琥珀也有活血化瘀、破癥的功效，实在赞叹大自然的力量。下面介绍一个乳香巧治颈椎病的案例。

◎验案◎　2005年1月的一日，天气阴沉沉的，特别的冷，笔者正在门诊，突然接到同学的电话，说自己的同事头颈痛很严重，想到笔者医院试试中医，笔者没加犹豫满口答应。挂断电话后心想等患者来了以后，直接找骨伤科医生诊治就可以了。

当日下午同学带患者来了，笔者上下仔细打量患者，发现他头部僵直不敢乱动，右手也搭在了左肩上，身体倾斜着右肩高左肩低，步履缓慢，给笔者的第一印象是痛得挺厉害。简短寒暄几句便请患者坐下。

患者起初讲话还算轻松，但没说上几句就显露出痛苦表情，讲话也不敢大声了，生怕震动而加剧疼痛。询问得知，患者有颈椎病史3年了，颈椎严重骨质增生，椎间孔狭窄，韧带钙化。这次发作持续时间已2周，在外院拍X线片明确诊断，并服用过散利痛等，但效果不明显，尤其到晚上睡觉时那简直是受罪，不翻身也痛，翻身更痛。

笔者建议他先到骨伤科门诊，再到推拿科，谁知他一口回绝，原来此前他已经做过牵引，试过针灸，拔过火罐，今日一心要吃中药，同学还在一旁要求笔者开中药处方。

这下笔者有点左右为难了，内科医生诊治骨科病行吗？

再细问病情，这位男性患者52岁，机关干部，形体略胖，面目稍显虚肿，平时活动量少，出门经常以车代步，上班时久坐电脑前，爱抽烟喝酒，喜吃油腻食物，怕热出汗多，夏天开冷空调睡觉，颈部肌肉僵硬，颈椎两侧有压痛点，头颈不敢灵活转动，食少夜寐不安，舌质偏暗红，苔白厚腻，脉弦滑。辨证属于痰湿体质，感受寒气，寒湿阻遏阳气，经络痹阻，气血运行不畅，不通则痛。治疗采用活血散寒，祛风除湿止痛的原则，药用：乳香9g，降香

3g，桂枝5g，川芎9g，当归9g，羌活9g，桑枝9g，薏苡仁30g，砂仁3g，苍术9g，甘草6g。上药以水煎，服7剂。并叮嘱患者停用电脑工作，注意颈部保暖。

上方中乳香、降香活血止痛，桂枝、当归、川芎温经活血，羌活、桑枝、薏苡仁、砂仁、苍术祛风除湿。

3日后患者电告疼痛大减50%，1周后患者独自前来复诊，判若两人，表情轻松，语声洪亮，头颈活动已看不出异常，并一再表示感激之情，笔者心中暗喜，但却不露声色地以老医生的口吻说继续服药7剂巩固疗效，随后数月笔者调理患者痰湿体质，颈椎痛未再发作。

颈椎病疼痛发作是由于颈椎骨质增生，椎间孔狭窄压迫神经，局部组织肌肉充血水肿，而用乳香这种天然药材，它所具有的修复创伤的能力正好为笔者所用。

乳香的抗炎、镇痛、调节免疫、抗肿瘤、抗菌作用都已经被国内外学者在动物实验上得到证实，而更深入的临床研究还将继续。(《一诊一得录》)

古道瘦马体悟

乳香治疗颈椎病是一个好思路，尤其使人感兴趣的是提出乳香、没药、血竭是同一科属的类药，并详细论证，逻辑推理正确，这样一来就可以解决血竭的替代问题了。

葛根重用取奇效

余用葛根治外感风热之头痛，项背强痛，肌肉酸痛和湿热泻痢或脾虚泄泻，热病口渴等证均以量大取效，每每下笔即120g 1剂，药房中人因量大曾质询于余。

葛根甘、辛，凉，归脾胃经，辛味虽有发散之力，使本品具发表、解肌、升阳透疹之功。但甘味重而辛味轻，其升透力并不强，兼之性凉并不甚寒。而脾虚泄泻则葛根宜炒，世人有土炒，用米汁浸润后炒至老黄，与方中诸药同煎亦获其效，米汁有健脾胃作用，炒后葛根凉性减，升发清阳之力增。

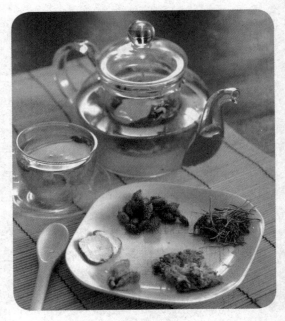

余用葛根大量取效来自三证。

以生活中实例证之，世人每用塘葛菜或生鱼煲葛汤，一家四口每用 1～1.5kg 葛根煲汤，实即 1000～1500g，4 人平均分之，每人 250～270g，诚然为鲜品，但葛根 120g 仅及一半或 1/3 而已，故虑其升散太过或过凉诚属多余之虑。

其次证之古人，仲景《伤寒论》葛根芩连汤证"喘而汗出"用葛根 0.25kg。《梅师方》治热毒下血用生葛根 1kg。

三证之今人：有郭姓患者，女，33 岁。1983 年 2 月来诊，连日头项痛不能转侧，微恶寒，舌淡苔薄，脉浮紧，笔者头二诊 4 剂均用桂枝加葛根汤（葛根初诊 15g，二诊 30g），上午服药下午头项痛即止，转动自如。

1983 年秋，有李姓患儿，男性，2 岁。患秋季泄泻 3 天，日下十数行，前医以葛根芩连汤用葛根 12g 不效，笔者以同方葛根 30g，按上法处理，下午服药，当晚泻即止。

由此看来，葛根重用而取奇效，无论从生活饮食或长期临床实践都说明葛根重用得当，可药到病除。（陈建新《南方医话》）

古道瘦马体悟

读上文主要是说明葛根这味药，临床上运用应该是大量才能取效，且很安全。

纵观临床上大多数医师运用此药量不大的情况，比比皆是，屡见不鲜。实际上是见效的少（可能是受李东垣影响小量有升阳作用），无效的多。

我早年行医时，充其量也就是用 15 ～ 30g，且在复方中运用，基本上也看不出什么大的作用，对此也不得其解。

后看到陕西老中医杜雨茂先生的回忆文章，谈到 20 世纪六七十年代，困难时期人们将此作为饭吃，可见无毒，但是不良反应是吃多了拉稀，这一点临床上也可证实。受此启发我在运用葛根上实现了突破。首先就是运用葛根汤治疗颈椎病，每剂药先从 60g 用起，直至 150g。经观察治疗此病葛根用 90 ～ 120g 疗效较好，只要脾胃不虚寒，我一般都是用 120g，中气虚，便稀溏者少用，或用炒葛根。

曾治一尚姓老妇，颈椎增生引起的颈肩综合征，项酸困，肩臂痛，1 个月余，我用葛根汤加减：葛根 120g，麻黄 15g，桂枝 15g，白芍 30g，海桐皮 15g，片姜黄 15g，鸡血藤 60g，生姜 10 片，甘草 30g，大枣 6 枚。7 剂，水煎，每日 1 剂，分 3 次服。1 周后即见大效，又续 5 剂痊愈。

临床上我治疗此类证还习惯用葛根汤合活络效灵丹加减运用，其中葛根都是大量，效果显著。

五倍子消蛋白尿有效

《上海老中医经验选编》中，茹十眉先生介绍用五倍子粉 0.3g 入胶囊，每次 1 粒，每日 3 次，消除一例肾病综合征患者蛋白尿。笔者用此法治愈一例顽固蛋白尿。

●验案● 卓某，男，19 岁，学生。患者于 6 月前出现浮肿，蛋白尿（++~+++），经某医院诊断为肾病综合征，用地塞米松治疗好转，体形出现库欣综合征样改变，紫纹很多。在激素减量过程中，病复发如故。患者不愿再服激素，于 1984 年 6 月 13 日来我院中医病房求治。

先用清利湿热法治疗，待湿热一去，改为健脾固肾法治疗。方用：黄芪、党参、山药、茯苓、仙茅、淫羊藿、覆盆子、芡实、金樱子、泽兰、蝉蜕、白花蛇舌草。

服上方 6 个月余，蛋白尿一直持续在（++~+++），而患者拒绝服用激素。尿蛋白电泳呈大中分子。

同年 10 月 18 日：上方加投五倍子胶囊 1 粒（0.3g），每日 3 次，口服。10月 22 日尿蛋白减为（+），10 月 25 日蛋白尿消失。随访 4 个月，蛋白尿一直阴性，现已参加工作了。

[谈发建按] 继此例之后，笔者用健脾固肾的中药汤剂加服五倍子胶囊 1 粒，每日 3 次，同时应用泼尼松每日 30mg 口服，治疗一例肾病综合征大量蛋白尿（+++）患者，治疗 45 天蛋白尿转阴，在减激素过程中亦未出现反复。尚未发现五倍子口服有任何不良反应。五倍子在消蛋白尿方面有较好效果，经得起重复。五倍子主要作用在于固肾，故必须在纯虚无邪时应用。（谈发建《南方医话》）

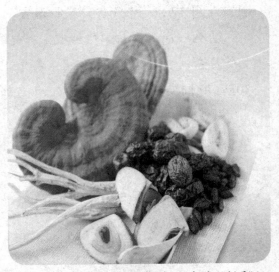

古道瘦马体悟

此文讲的五倍子治蛋白尿，我亦有同感。而且我也是从《上海老中医经验选编》茹十眉先生那里学来的。运用于临床大多数还是有效的，对此我也曾写过专文介绍。这里需要补充的是在治肾病引起的蛋白尿时，不能完全依靠此药，要在辨证用方的基础上配上此药，效果较好，而且要坚持一段时间。从临床实践上看，在肾病一开始时添加上五倍子效果不好，因为收涩太早，不利病邪祛除。相反，在后期运用就好，久病必虚嘛，五倍子一可以补肾，二可以收涩，恰到好处。

验案 陈某，男，58岁，西电公司退休职工，糖尿病患者。2008年6月来我处要求给治疗尿蛋白。该患者为一常年老病号，长期服中药，现糖尿病血糖基本上控制在正常范围，唯尿蛋白（++）消除不了。特慕名而来。经过四诊分析，我认为是湿热郁结，灼伤肾阴。方用五味消瘅饮加减。处方：青木香15g，桑椹30g，僵蚕30g，黄连6g，红花3g，墨旱莲30g，女贞子15g。10剂，水煎，送服五倍子胶囊1粒（0.3g），每日服3次。

10天后二诊：尿蛋白（+），血糖正常。又续服10剂，尿蛋白化验消失，巩固10剂，痊愈。（《古道瘦马医案》）

茹老中医不欺我也。多年来临床上用五倍子胶囊治尿蛋白已成为我一绝招，疗效在90%以上。此法操作简单，服用方便，效果显著，这里不愿私秘，故而献出，供同道用之。

一味枯矾散治甲疽

甲疽俗名嵌爪，现代医学称为甲沟炎，常因修甲损伤甲旁的皮肉或因指（趾）甲过长侵入肌肉及靴鞋狭窄，久受挤压而成。本证临床多见，因指（趾）部感觉神经末梢丰富而发生难以忍受之疼痛，妨碍行走或日常生活，而造成影响生产、学习与工作。甲疽治法有两种：①药物涂搽局部，使它腐蚀而脱落，如过去用平胬丹、千金散、平胬散等平胬后再以生肌散收口。②外科手术拔甲，这种疗法，效果欠佳，且有不良反应，疗程长。拔甲患者不易接受，特别是年老、体弱者。

我科现用一味枯矾散治愈甲疽 50 余例，无痛苦，易接受，疗程短，无不良反应，药源广，操作简便，经济便宜，深受患者欢迎。本病以外治为主，如有化脓现象，可内服清热解毒之剂。

药物组成：枯矾（脱水明矾）研极细末备用。

治则：平胬、止血、杀菌、止痒等。

主治：甲疽、各种疮口胬肉突出。

验案 1 周某，男，48岁，福州人，干部。于前1个月，右踇趾不慎被踢伤，感染化脓，因不同意拔甲术，来我科求治。检查：挤压左踇趾，趾甲外旁极红肿，胬肉高突、流水，压痛明显，此属甲疽。处理常规消毒，修去部分嵌甲，外敷一味枯矾散。隔日1次，而获痊愈。

验案 2 张某，男，82岁，福州人，住本市南门新村10号。左踇趾趾甲内旁因修甲后刺伤，患部疼痛，疮口不愈，约2旬余，因不同意手术，经介绍，来我科要求用中药治疗。检查：左踇趾伤口胬肉高凸，微红肿胀，压痛明显。血常规正常，尿常规（一）。此属甲疽，经用一味枯矾散包扎。隔日1次，3次而获痊愈。（郑则敏《郑则敏学术经验集》）

古道瘦马体悟

　　枯矾别名煅明矾，是白矾经加热脱水成粉末状固体煅制品，白色稀松的结块，性脆，不透明，无臭，味酸涩，无毒。成分为脱水的硫酸铝钾，有蚀恶肉、制泌、收敛、止血、杀菌、止痒等作用。甲疽一症临床不多见，偶然见一二例有时还把人真难住了，不知中医咋处理。只得用西医手术方法拔甲，看着血淋淋，甚是痛苦，不意读书中看到郑老中医的一味枯矾散治甲疽，甚喜，运用于临床效果很好，故记之。

网友交流

真要谢谢老师们的经验分享，确实有效。

我老妈患甲沟炎，一走路足就痛，西药治疗15天不效后，医生要求开刀住院治疗，用了枯矾外敷3次，能自然行走，炎症消除（花了1.5元买的白矾，自己炮制的枯矾）。

明目枸杞子疗阴虚口苦

　　提起口苦一症，按常理说应该治疗起来不是什么大问题。胆火上溢嘛，龙胆泻肝汤、小柴胡汤都是正对之方，如果不效，余国俊的治疗口苦专方也就可以搞定它了。但是世上的事总是这么不尽如人意，一方一药很难十痊十愈一病。口苦一病也是如此。我临床多年对口苦症，一般说上述3方，基本上就可以治愈，然而还是有个别的口苦病人百治不效，弄得人束手无策，甚为尴尬，一个小小的口苦症都摆不平。为此曾耿耿于怀，放不下心来。不意一日读书，看到孟景春老中医一篇文章，用枸杞子为主治愈一例20年口苦症，豁然开窍，方知原来问题的症结处。还是先来欣赏孟老的佳案吧。

验案 2005年5月曾治许某，男，64岁，退休干部。自诉口苦近20年，终日口苦，时轻时重，以晨起较著，夜寐多梦，大便偏干，1～2日一行。自患口苦以来，经多次和多种检查，均无异常发现。虽经中西医调治，终鲜疗效。所以治疗亦时断时续，近1年来有加重之势。观其形体无病容、声音洪亮。舌质红、少苔，脉细弦。证属肝阴不足，虚火内郁，火扰胆气上逆则口苦，扰及心神则多梦，治宜滋养肝阴，泻火安神，佐以润肠。方用枸杞子30g，生白芍15g，生甘草5g，龙胆3g，柏子仁10g，菊花12g，净连翘、淡竹叶、郁李仁（打）各10g。

服1周后，大便通畅，夜寐梦境减少，最可喜的是口苦大减。既见效机，再以原方加减，为增强滋阴之功复加生地黄12g。连服1个月，20年口苦已完全解除。为巩固计，另用菊花10g，决明子10g，为1日量，泡汤代茶，常服。杞菊地黄丸2瓶，每服8丸，每日3次，用淡盐水送下，饭前服。

[孟按]《素问·奇病论》中论口苦症："胆气怫郁，气上溢而口之苦。"则知口苦为胆气上逆已无疑。而胆气上逆之病机有不同，此症胆气上逆乃肝阴不足所致也。因肝虚生火，火气上逆导胆气上逆，追本溯源则肝阴不足是本，胆气上逆是标。故重用枸杞子、生白芍滋养肝阴以治本，阴足则火气自灭。用龙胆3g以清泻胆火。滋阴不足，故再加干地黄。再加柏子仁、郁李仁以养心润肠通便，大便通利，则使邪火从下而泻，使无上逆之机，是治口苦不可忽略的一环。

用以上的治法，同样也治愈一口苦10年的妇女。该妇女年50余，口苦10年，多方治疗，终鲜疗效。后就诊于余，反复细询，在10年中，有无不苦之日，她告以一次因患高热炎症，至西医院治疗，连续给予输液消炎，1周后热退，并说在输液中几日，口苦未作，热退返家，不3日，口苦复作。从而悟其口苦亦阴液不足，因输液时，体液充足，滋养了各脏器液体，观其舌质红、两侧尤甚、苔薄黄，脉细带数。因此，亦滋肝阴，清泻肝胆之火，亦重用枸杞子 30g，生白芍 15g，龙胆 3g。又以性躁易怒乃肝火旺，加用牡丹皮、栀子以清肝火。车前草、泽泻以利小便，引火下行。如此治疗 15 天，10 年口苦亦复痊愈。（《孟景春用药一得集》）

古道瘦马体悟

　　原来治疗口苦一病还有肝阴不足，虚火上炎一说，非仅执肝胆实火，胆汁上溢一说。平时老讲八纲辨证，虚实寒热，但是一到临床还是容易墨守成规，囿于经验。认为口苦一症有实无虚，孰知口苦一症也可以由肝阴虚导致。自从读了孟老的医案，心中的疑惑顿然一解。验之临床不虚也。

　　曾治一宝鸡女患者，48 岁。慕名求治，失眠，多梦，口苦，胁胀，心悸，轰热，心烦，舌尖边略红，苔薄，脉右浮弦濡，左寸浮滑尺沉弱，饮食、二便基本正常。断为，更年期综合征，用二仙汤合丹栀逍遥散治之，1 周后，诸证均减，唯口苦一症不减。我认为上方已见效，不易更方，又处原方 7 剂，大多症状已消失，唯留口苦多梦症。我说易治，处龙胆泻肝汤 7 剂，结果复诊说无效，我说那就再换个专方，治口苦没问题。然而 1 周后，病人还是说口苦，并言，口苦已十几年了，检查多次亦无肝胆疾病，我乃细思深虑，久病耗阴，又是女性以阴血为重，恰逢天癸止之年，肝阴不足，虚火上炎，这不正是孟老中医说的肝虚生火，火气上逆导致胆气上逆口苦症么？应该重用枸杞子滋肝阴，降胆火。于是重新处方：枸杞子 30g，乌梅 15g，白芍 15g，生甘草 10g，柴胡 10g，龙胆 10g，生牡蛎 30g，川楝子 10g，白薇 10g。7 剂。

　　1 周后，病人电话告之，口苦有所减轻，多梦好转，效不更方，又服 15 剂，十几年的口苦症痊愈，后以知柏地黄丸善后。此症之所以治愈，全在抓准了病机，滋补肝阴，重用枸杞子。由此看来，孟老用枸杞子治口苦不虚言也，值得学习效仿。

"土忍翘薇" 拮抗激素不良反应之效药

激素类西药在临床有其特殊的治疗效果，尤其是在目前的医疗环境下，使用还是很普遍的。但是纵观临床现实的情况来看，若使用不当，或由于病情需要而使用时间过长，用量过大，则往往产生不良反应，某些患者因大量用激素，以致痤疮遍体，毳毛增生或见毛发脱落，躁热不安，每每发生向心性肥胖，免疫力下降等。对此，西医无很好的办法消除不良反应，中医确有长处，通过有效的中药合成，可以既发挥激素的正能量，又避免它的不良反应。在这方面中医的老前辈已做出了有益的尝试，已故陈苏生老中医的"土忍翘薇"药对就是一个有效的药物，该药对（土茯苓、忍冬藤、连翘、白薇）具有搜风通络、解毒利湿的作用，对拮抗激素不良反应有很好效果，同时对有继发感染时也可以提高机体抗感染能力。实践证明，临床疗效颇为满意。

《本草纲目》载：土茯苓性味甘平淡，功能清热解毒，除湿通络。附方搜风解毒汤治梅毒，即以之为君，佐以忍冬藤、薏苡仁、防风等，专治湿热疮毒，拘挛骨痛，并解汞粉、银朱之毒。解毒药多苦寒败胃，洞泄伤脾，唯土茯苓无此弊端，堪久服之。先生对肿瘤常以此君伍同忍冬藤为治，不投苛烈攻伐之品，实求稳中取胜之道也。《本草钩玄》说土茯苓酒有壮阳种子之用，能健脾胃，强筋骨。忍冬藤性味甘寒；解毒清热之功同金银花，而通络清泻之力更胜一筹。合可风湿关节挛痛，诸疮毒肿疡，并能抗病毒之感染。连翘苦平无毒，古说其功能清热解毒，散诸经血结气聚，除脾胃，通淋利尿，治疮疡肿毒、瘰疬等症。先生常与白薇同用，抗感染而无药毒残留之虞。白薇味苦咸寒，功能清热凉血利尿，既能清实热又能清虚热，下水而利阴气，久服宜，易产生耐药性。（《陈苏生医集纂要》）

⬤验案1　蒋某，女，17岁。系统性红斑狼疮2年，心、肝、脾、肾均有不同程度损害，长期应用大剂量地塞米松治疗，激素撤减困难。面如满月，颧颐痤疮累累，毛发稀疏，身热颧红，肝区胀痛，四肢关节红肿痛楚。舌质红、苔薄白，脉弦。证属肝郁凝瘀成毒，阴虚火旺营热。予疏肝和络，清化解毒之剂；重用土茯苓、忍冬藤各30g，连翘、白薇各9g，连服2个月后，诸恙渐平。追踪1年，症情稳定。（《陈苏生医案》）

验案2　张某，男，6岁。患紫癜性肾炎1年有余，现用甲泼尼龙控制，每日12片，现状面如满月，体肥硕大，双下肢有紫癜，能食，二便基本正常。但不能停减激素，稍减尿中即出现蛋白，家长甚为担忧，不知激素要用到何时。经人介绍，寻求中医治疗，余四诊，脉浮滑数，舌微红，双下肢散布红斑，辨为肾阴不足，血热妄行。用知柏地黄汤加"土忍翘薇"，处方：知母10g，黄柏10g，生地黄30g，山茱萸15g，山药15g，土茯苓30g，泽泻15g，牡丹皮12g，生地榆15g，生槐米15g，忍冬藤25g，连翘30g，白薇10g，紫草30g。10剂，水煎，每日1剂，分3次服。

二诊：除双下肢红斑消退，余无他变，上方减紫草为15g，续服20剂，开始减激素，每周减2片，1个月后查尿无蛋白，效不更方，仍按原计划减激素至撤净，查尿仍无蛋白。家长甚为高兴，要求坚持用中药，巩固2个月后，查体一切正常，基本痊愈。（《古道瘦马医案》）

古道瘦马体悟

临床上对于此类长期用西药激素的病，多年来，我一直坚持在相关的具体方中加用"土忍翘薇"，效果很好。实践证明，可以有效地消除激素的不良反应，同时在逐渐减少激素后病症不反弹。

附："土忍乌草"止痹痛，寒痹、热痹皆可施

陈老认为"土忍乌草"止痛解毒，对各种关节经络疼痛均宜。土茯苓清热解毒、除湿通络，利关节而治筋骨挛痛，上文已述及。唯此品性味甘淡而平，其力也缓，虽与通络清泻之忍冬藤相伍，其力总尚嫌缓弱，临床遇痛较甚者，仅借此便有病重药轻之嫌。且若遇禀赋或病性寒凉者，便属不宜。因而先生在临床遇有风湿性关节炎、类风湿关节炎及风湿热之重症，常以此两味与制川乌、生甘草合为一药组，投之效皆应手。

盖川乌功能祛寒湿、散风邪，其温经止痛之力绝佳。然其性味大辛大热而有毒，医者多畏其燥烈之性而不敢轻试。凡遇痹证，总是风湿与寒（或与热）合而为，倘是风寒湿合而为痹，不论何气偏胜，川乌用之自无不合。唯若风湿而兼热象，即不虞川乌之毒性亦不容辄投。先生以此四味合为药组，以和诸药、解百毒之"国老"甘草，制约川乌之毒；以甘寒之忍冬藤，为川乌大辛大热之制；《本草正义》谓土茯苓能"深入百络"。借此入络搜剔之能，而引川乌散风温经止痛之力达四肢百骸。合诸药之力无疑是治疗各类痹证关节疼痛之绝妙组合，而无远寒远热之避。至于土、忍两味与制川乌用量之孰轻孰重，则须为医者视病情之寒热偏胜而斟酌。然制川乌用量加重，则甘草之分量亦相应增加，以相制约。川乌用量较重，则其当先煎去毒。

●验案●　徐某，女，45岁。1976年8月11日初诊。诉患类风湿关节炎已逾年。药治疗症状可缓解，然停药即复，转求中医。症见指关节略变形，膝、距小腿关节游走性疼痛，面目虚浮，纳可，寐差，脉细缓。先生以止痛解毒、祛风胜，胜湿合养心安神为方：土茯苓30g，忍冬藤24g，制川乌、生甘草、独活、秦艽、防风、防己各9g，浮小麦24g，大枣3枚。14剂后，关节疼痛大安，面浮减，寐亦转佳。前后服药2个月余，诸症霍然。（《陈苏生医集纂要》）

 ## 小议天然激素三仙汤

淫羊藿、仙茅、仙鹤草3味药组成的一个小方子，国医圣手老中医干祖望先生，戏称"中药小激素"。临床主要用于扶正补虚，益气提神，此3味药物美价廉，效果很好。我临床上非常喜欢运用，有时还常用其代替人参，效果也不差。细解"三仙"可以看到，此3味药古今贤达已运用非常娴熟。

淫羊藿又称仙灵脾、放杖草、弃杖草、千两金等，性温，味辛，入肝、肾经。最早记载于《神农本草经》"主阴痿绝伤，益气力，强志"。《本草纲目》记载淫羊藿"益精气，坚筋骨，补腰膝，强心力"。现代人认为淫羊藿有益气安神之效。福建地区民间习俗遇劳累过度，体倦乏力，常自购淫羊藿100～200g，或加墨鱼，煎调红酒服，服后体力多能恢复。

仙茅，始载于《海药本草》，其叶似茅，根状茎久服益精补髓，增添精神，故有仙茅之称，别名：山党参（福建）、仙茅参（云南）、海南参（海南）、黄茅参等。性温，味甘、辛。入肾肝二经。有补肾阳、强筋骨、祛湿寒、明目、益精止血、解毒消肿之能。治神经衰弱、肾虚阳痿、遗精、脾虚食少、步行无力、大便稀溏、老人失溺、腰膝冷痛、妇女更年期高血压、慢性肾炎等。《海药本草》说它"治一切风气，补暖腰脚，清安五脏，强筋骨，消食。宣而复补，久服轻身益颜色，治丈夫五劳七伤，明耳目，填骨髓"。《日华子本草》谓其"能开胃消食，下气，益房事不倦"。《生草药性备要》记载仙茅"用沙糖藏好，早晨茶送，能壮精神，乌须发"。

仙鹤草又名脱力草，性味苦涩而平，功能主要是收敛止血，通常广泛应用于吐血、咯血、衄血、便血、尿血、崩漏等身体各部分出血之症，无论寒热虚实皆可单用或配伍应用。

另外，仙鹤草还有一个重要的功能就是强壮扶正补虚，在辨治脱力劳伤、神疲乏力、面色萎黄、气虚自汗、心悸怔忡等症中可获得良好的疗效，正如干祖望所说："凡人精神不振、四肢无力、疲劳怠惰或重劳动之后的困乏等，土语称'脱力'。于是到药铺里抓一包脱力草（不计分量的）加赤砂（即红糖，也不拘多少），浓煎两次，服用，一般轻者1～2服，重者3～4服，必能恢复精神。"现代著名中医药学家叶橘泉在其编著的《现代实用中药》中概括仙鹤草的功能"为强壮性收敛止血剂，兼有强心作用"。

综述上3味药的功效可以看到，其共同之处都具有扶正补虚，益气安神的作用，干祖望老中医将其叠加复用，使其作用更加强大迅速，直逼西医激素，且无西医激素之不良反应，高也，伟也。根据其作用，我在临床上常用其治疗心脏病、脾胃病、肺心病、慢性咳嗽、腹泻肠炎、体困疲乏、精神萎靡（西医称的亚健康状态）等一系列中医称为气虚之证。

我曾治一企业主管，男性，40来岁，找我诉说，最近整日乏困，无精打采，干啥都提不起精神，到医院检查，各种指标都正常，也无什么实质性疾病，心中甚为烦恼，来找中医看看。但坚称不想喝苦药，我说好办，你这是西医称的亚健康状态，中医的气虚证，我不让你喝苦药，给你补点天然激素，每天用点大力神饮料。其一听，乐了。说好啊，赶紧开。我顺手写下：淫羊藿30g，仙茅10g，仙鹤草50g，冰糖50g，大枣10枚。1剂药煎3杯，连服1周。复诊告曰，自从喝了您配的大力神饮料，现在好多了，人不累了，也有精神了。我呵呵一笑，希望您以后经常喝我的"大力神"。（《古道瘦马医案》）

再举一例。曾治一中年男性患者，胸闷，气短，常心慌怔忡，疲乏无力，上楼没劲，腿沉如灌铅，饮食一般，二便基本正常，脉浮濡无力，舌淡苔白，西医诊为冠心病，称供血不足，中医辨为心气不足，血不养心。处方：淫羊藿50g，仙茅10g，仙鹤草100g，桂枝30g，甘草30g，当归30g，熟地黄50g，大枣15枚。3剂，水煎，每日1剂，分3次服。二诊，告之，上述症状已减轻，大有好转。效不更方，续服10剂，诸症消失。（《古道瘦马医案》）

我在临床上治此类病，一般不用黄芪、人参之类，主要是考虑患者的经济状况，节约药费，其次也是用得顺手，感觉效果很好。我还喜欢用此3味药代替名种方中的人参药，效果也是不错的，同道不妨一试。

苦参重用可以治疗银屑病

苦参是一味清热燥湿杀虫的良药，在治疗皮肤病中屡有运用，而且效果很好。该药始载于《神农本草经》，是豆科多年生亚灌木植物，药用根部。味苦，性寒。归心、肝、胃、大肠、膀胱经。

我认识和使用苦参起源于消风散。消风散（《外科正宗》明·陈实功）是治疗皮肤病的名方，很多名老中医都喜欢用它，我也就学之。开始用于轻症的皮肤病效果还不错，但是对复杂性、长久性的皮肤病，尤其是顽症银屑病效果显得不理想，对此百思不得其解，经勤求古训，翻阅名贤医案，终于发现问题所在。即消风散中的苦参一味药很关键，用大用小大不一样。

我过去治疗银屑病时用消风散一般用苦参10g左右，这对于一般的痒疹和银屑病还可以，但重症就不行了，不管用多少剂，多长时间都无进展，后来经过学习文献，有几则医案对我启发很大。

张子维运用苦参一得：1984年秋，王叟年逾古稀，居城南郭，体丰壮，于8月上旬来院就医，自云患癣疾已数月，多治少效，诊其脉浮数有力，解衣观之遍体斑癣，体无完肤，白屑纷落，痒不可忍，余为乃因湿热淫于血脉，郁于孙络，风因热生，虫从湿化，治当清热燥湿、疏风杀虫。乃用：苦参30g，玄参13g，蒲公英30g，蒺藜17g，苍耳17g，牡丹皮12g，白鲜皮12g，乌梢蛇10g，甘草5g。3剂，水煎，每日服1剂，忌"五辛"。

患者服后症状小减，二次复诊苦参加至40g，服3剂后功效显著，原方续服十几剂，痒止屑脱，症状大减，共服二十几剂病告痊愈。其翁乃曰："人皆谓我病此生难愈，谁知竟如此速效，实出意外"。

《本草纲目》云："苦参味苦性寒，玄参为使。"为治风热疮疹之良药。

近数年余用苦参治顽癣、湿疹其效颇佳，若脉浮数而热胜者其效更显，因此症多因湿热之邪浸于皮肤，淫于血脉，留滞不去，郁热甚而生风，湿热蕴而生虫，风行虫动故痒而难忍也。古人认为，风热湿虫为癣癞之主要因素，取苦参之苦寒，以其苦燥湿清热。湿气除，虫无复生之机，热气清而风自息也。

周玉朱重用苦参治疗湿疹瘙痒：张某，男，27岁。1998年6月8日初诊。两小腿肿痒、渗液1周，红疹密布，抓痕累累，左足底长满水疱，触之灼热，渗液较舌红苔黄腻，脉弦滑。证属湿热下注。法当清热利湿。方用：苦参50g。黄柏、蒲公英、豨莶草、泽漆、地肤子、冬葵子、生薏苡仁、茵陈各30g。每日煎服头剂，二煎水外洗。

1周后，小腿红已退，渗液明显减少。宗原方继用10剂，其足底皮损已消，干燥而愈。

按：周老认为清热利湿，苦参为先，临证用苦参治疗的外科疾病主要有急性皮炎、湿疹、痤疮、银屑病、脂溢性皮炎、急性胆道感染、丹毒等属湿热实证。

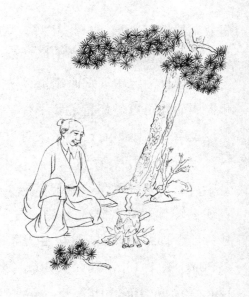

临床表现多有患处红肿热痛，或痒，或起丘疹、红斑、水疱、渗液，或有腹痛以胁肋为甚，伴发热及身目尿黄，红苔黄腻，脉弦滑或弦滑数。

常用量为 10～50g，可酌情配伍黄芩、黄连、茵陈、薏苡仁等。周老认为，苦参味苦性寒，归心、肝、胃、大肠、膀胱经，临床适用范围较广，对外科病症为上中下三焦热证者皆可应用，尤对各类皮肤病有较好的疗效，可为首选之药，既可煎服，又可外用，具有清热燥湿、解毒止痒、祛风利水之效。

张林运用消风散治松皮癣：治尹某，于 1978 年 12 月闻余医癣，叩门求治。自述 15 天前劳累、出汗、受风后，周身瘙痒，并见较多的红色扁平丘疹，曾服中、西药 15 天均无效。余诊见：其周身有散在癣斑，肘膝关节的伸侧面为多见，胸腹及背部散在发生。境界明显，皮损直径 0.5～3cm，有的融合成片，上覆多层银白色鳞屑，其屑脱落后，可见有出血点。其皮损形态有的呈点状，有的呈钱币状、盘状或地图状。舌淡红，苔白腻，脉弦无力。诊为松皮癣。治宜活血疏风，清营解毒，投以消风散加减。方用：当归25g，川芎15g，红花15g，川羌活25g，独活15g，木通15g，荆芥15g，防风30g，麻黄10g，苍术25g，胡麻仁15g，蝉蜕25g，苦参40g，白鲜皮50g，甘草25g。每日 1 剂，水煎，早、晚空腹温服。

患者服药期间及愈后百日内，忌食鱼、蛋、肥脂、辛辣、生冷。将煎剩的药渣放入脸盆内加适量水，煎汤，趁热熏洗患处，每日 1～3 次。内外二法同用，奏效更快。

患者遵法服用，连用 10 剂痒止，脱屑多，大部分丘疹消退，未见新发。患者又用 5 剂，皮损基本消失。共服 24 剂治愈。今已数年，多次随访，未见复发。

古道瘦马体悟

通读以上 3 则医话医案，可见方中其他药均为常见用法，唯独苦参用法不同，均为重量，这也是取效的关键点之一。通过学习领悟后我也将其经验大胆地运用于临床取得了显著的效果。现举例示之。

验案 1 我曾治一老妇，65 岁。患有糖尿病、高血压和严重的银屑病。患者已在其他中医机构和某专门治疗银屑病的老中医看过，无效，经人介绍找到我，不要求治高血压和糖尿病，专治银屑病，说此病已把人折磨得痛不欲生，几次寻短见，这次找到你是最后一次治疗，不效就再也不治了。我听后，感觉压力巨大。

刻诊：人中等个，略显富态身胖，舌淡红，苔薄白，脉弦滑有力，饮食、二便正常。查全身银屑病除面部无疾，无一处好地方。尤其是双下肢、臀部、背部大面积皮癣，厚度有一个硬币之多，上面覆有白屑，基底粉红，个别地方抓挠出水，而且满头皆是，奇痒无比，影响美观。曾在某中医处吃过大量蜈蚣、全蝎、小白花蛇等药，初期有效，后无效。现诊为重症银屑病，风热郁表，湿毒浸淫。处方消风散合荆防败毒散加减：荆芥12g，防风12g，羌活15g，独活12g，前胡12g，柴胡12g，麻黄6g，苍术10g，当归15g，川芎10g，生地黄30g，鸡血藤50g，胡麻仁15g，苦参40g，白鲜皮50g，蝉蜕12g，金银花30g，连翘30g，猪牙皂3g，土茯苓60g，乌梢蛇30g，生甘草12g。7剂，水煎，每日1剂，分3次服，药渣外洗。同时外涂一扫光皮癣净。

1周后，复诊，癣处已无流水，痒轻，无伤胃呕吐不良反应。效不更方，又服20剂，癣处叠加厚屑已退，接近正常皮肤，基本不痒，患者甚为高兴，信心大增。再续30剂痊愈收功。（《古道瘦马医案》）

验案 2 莫某，女，35岁。全身红斑，皮肤不厚，脱屑，脉细数，舌质红，苔薄黄。以前用了不少药也没效果。这次在别处治了3个月无效，转治于余，这次用了11剂药，好了一大半。方如下：当归25g，川芎15g，红花15g，川羌活25g，独活15g，紫苏叶40g，芦根40g，鸡血藤40g，猪牙皂3g，土茯苓40g，玄参15g，木通15g，荆芥15g，防风30g，麻黄10g，苍术25g，胡麻仁5g，蝉蜕25g，苦参40g，白鲜皮50g，甘草25g。每日1剂，水煎，早、晚空腹温服。同时外涂一扫光皮癣净。要求服药期间及愈后百日内，忌食鱼、蛋、肥脂、辛辣、生冷。

二诊，已见大效，患者高兴无比，要求继续治疗，本着效不更方的原则，略调整如下：当归25g，川芎15g，红花15g，紫苏叶40g，芦根40g，鸡血藤40g，猪牙皂3g，土茯苓40g，玄参15g，木通15g，荆芥15g，防风30g，麻黄10g，苍术25g，胡麻仁5g，蝉蜕25g，苦参40g，白鲜皮50g，甘草25g，紫草20g，茜草15g，蛇蜕9g。共7剂，每日1剂，水煎，早、晚空腹温服。同时外涂一扫光皮癣净。

7剂吃完，彻底治愈，皮肤完好如初，病人大喜。(《李中文医案》)

这是我的学生李中文先生，根据我的指导独自治疗的一例成功案例。该案方中川羌活、独活、荆芥、麻黄、防风、苍术、紫苏叶解表疏风，宣通腠理，当归、川芎、红花、鸡血藤活血通络；苦参、白鲜皮、蝉蜕、蛇蜕、木通、胡麻仁、猪牙皂、土茯苓、芦根、甘草泻热解毒，清营润燥。故诸药可奏活血疏风、清营解毒之效。其中既有我的经验，重用苦参，也有老中医的经验，还有学生自己的经验。中文先生将其融会贯通，据证用药，故收效较速，真乃青出于蓝胜于蓝也。

我在临床上治疗顽固的湿疹和银屑病，现在基本上都是采取在有效的方中加入大量的苦参30～50g，疗效较过去大幅提高。实践证明，苦参重用是治疗银屑病的有效药物，值得重视。

然而，任何药物超剂量运用都有利有弊，苦参也一样。宋永刚教授在《名方60首讲记》中，论述消风散治疗银屑病时写到：笔者一朋友，医传三世，在交流经验时，谓其祖父善用本方加乌梢蛇治疗银屑病，药多在30剂左右，直到患者服用本方至全身乏力，皮损消失方可。对于本方治疗银屑病的疗效屡见杂志报端，笔者也予以肯定，但让患者吃到周身乏力之时，恐觉不当。观其处方，用量较大，均在 10g 以上，特别是苦参，每剂药量达 12g，败胃较甚。以如此的剂量服至 30 剂，很容易达到周身乏力、胃口全无的状态。而笔者认为，治疗疾病不要只盯住局部，而要着眼于整体。药之效不效，患者服后的感觉尤为重要，只要患者药后舒适，这也是中药取效的一种反应。

综上所述，我们既要学会大胆用苦参的经验和技巧，也要注意在临床中善于调整和避免苦参的不良反应，真正做到扬长避短。苦参在临床上除治疗皮肤病外，还可以治疗失眠、痢疾、高热、心律失常、手足发热、泌尿系感染等，是一味很值得发掘的中药。

羌活是改善微循环的妙药

说起羌活这味药，大家都比较熟悉，辛温解表，祛风除湿，通络止痛，醒脑开窍。我临床上也是遵循古训，经常这样运用的。但是，随着读书的增多，名老中医经验的学习，发现羌活实际上主要功能在于改善微循环，后以此认识指导临床，方便简洁，效果可靠。那么，我是怎样总结出来的呢？

首先认识来源于实践。先看几则名老中医运用羌活的医案医话。

老中医于天星先生在《论羌活》中谈到：在传统的一般概念上来讲，不能说羌活是活血药。通常把它列为辛温解表药，主要用在风寒表证，寒湿肩痛颇为适宜。然而，中医对"气血"概念理解颇为广泛。大凡诸病所发，无不涉及"气血"问题。

就《本草经》来讲，谓羌活有"止痛"作用。叶天士对此注解说："……入肺解风寒，所以气血行而痛止也。"

明代倪朱谟《本草汇言》又谓"羌活功能调达肢体，通畅血脉，攻彻邪气，发散风寒风湿"。

据上述，羌活仅为散风药，无行血活血作用，便有些过分了。问题的关键是着重探讨它的应用范围，不在急于给它下结论。

研究"活血化瘀"药物时，我们依据文献记载，大胆地告诉实验室同志说"羌活是活血药"。实验结果表明，羌活确有抗凝作用。从这个角度思考问题，倘若先否定它有活血作用，那么，这个有意义的实验结果，我们便无法可知。

依我之见，把羌活作为一味活血药用于临床上，并无不妥。在临床上常用羌活、当归、五灵脂、葛根、石菖蒲、远志、生地黄、熟地黄为基础方药，随症加减，治疗脑动脉硬化，或急性闭塞性脑血管病，确有一定效果。在观察的病例中，发现有改善脑血流图的作用。

老中医谢海洲经验：谢老治疗脑髓病、颅脑损伤后遗症等，在应用补肾养脑、血肉有情之品的同时，常加羌活取其推动吸收，其促动作用远胜于陈皮、枳实。

中医刘敏霞经验：治疗偏头痛68例，以川芎、白芷、羌活、延胡索、地龙、红花、桃仁、三七为基本方，随症加减，总有效率86.7%。方中重用羌活50g。

老中医李少川教授从医50余年，精专儿科。在辨治癫痫时，每用羌活，其用意为癫痫病位在脑，羌活归经膀胱，十二经脉中唯太阳膀胱经"入颅络脑"，羌活透颅可引诸药直达病所。其研制的小儿抗痫胶囊即寓此意。经临床对1000多例患儿的观察，小儿抗痫胶囊治疗小儿癫痫显效率60.2%，总有效率86.5%，患儿脑电图亦得到相应改善。

名中医朱树宽经验：在参与中西医结合治疗中风后遗症的过程中，朱氏通过数百例患者的观察，深感羌活在救治中风过程中功不可没，同时也真正体会到当初导师的经验之谈：治疗中风偏瘫，羌活不可用晚，黄芪不可用早。曾治周某，男，45岁，干部。1993年5月10日初诊。患者5天前因饮酒过度，加之心情不舒，出现突然倒仆，人事不省。脑CT检查报告示：脑出血。经吸氧、吸痰，静脉滴注甘露醇等治疗5天，患者仍昏迷不醒，右半身不遂，喉间痰声曳锯，不能咳出。察面色红赤，口角㖞斜，舌质黯红、苔黄厚而腻，脉弦劲力，大便已6日未下。诊为中风中脏腑之闭证，遂以大黄30g，急煎鼻饲送服安宫牛黄丸。数小时后，患者解下大量臭秽粪便，质地坚硬，神志逐渐清醒，但仍言语不利，右半身瘫痪。再予大黄 15g，瓜蒌仁 30g，枳实 10g，厚朴 10g，羌活 10g，服 3 剂后，上肢已能轻微活动，但尚不能抬离床面。继服 5 剂，右上肢抬举，同时下肢及语言功能均有不同程度的恢复。复诊见舌苔变薄，脉象转缓，遂以黄芪赤风汤加味调治月余，逐渐向愈。

以上论述及医案，应用羌活治疗取效，所治部位大脑，均可视为末梢血管微循环范畴。

再看中医高天辉经验：羌活治肠鸣久泻效佳。高氏对脾虚型泄泻采用参苓白术散加减治疗，一般可获效。如果疗效不佳，尤其伴有肠鸣不减者，可配羌活、白芷各 9g，多数患者经服 3～7 剂后即可见效。老中医丁光迪，治久泻不效时，也常用升阳法，惯用羌活防风效佳。肠道部位亦为末梢血管微循环范畴。

治疗皮肤病诸多中医用羌活更是普遍，如中医李庆杭治疗白癜风重用羌活。李氏在临床实践中，用羌活祛风为主和以他药，治疗白癜风每获良效。其组方：羌活 90g，当归 60g，赤芍 60g，墨旱莲 90g，熟地黄 60g。制水泛丸，为 1 个疗程的剂量，每服 9g，日服 2 次。

验案　孙某，女，29岁，工人。患白癜风3个月，用中西药物内服外敷皆不效，于1987年7月29日来诊。查患者左颈前及右季胁部各有3处形态不一的白斑，边缘清晰，大者3cm×2cm，小者0.5cm×0.5cm，舌质淡红，苔薄白，脉浮缓。证属虚风袭肌表，致气血不和，皮肤失之濡养，局部色素脱失。治宜养血活血祛风，用上丸药，1个疗程而愈。老中医张林重用羌活 25g 治银屑病屡用屡验。从古至今所有中医都用羌活祛风除湿，活络止身痛，皮肤这个部位亦为末梢血管微循环范畴。

还有诸多病证用羌活治疗取效，如眼科病、肾病、阳痿、痛经等，这些部位基本上都是血管密集，处于血行末梢地方，也可以称为微循环部位。

综上所述，可见羌活治疗取效的重点，实际上就在血管末梢，微循环部位。所以，可以考虑把羌活的主要功能定位为有效改善微循环。下面举两例我运用此认识的病例。

我曾治一例脱发青年，在校大学生，22岁，男性，开始用验方乌发丸加减，其药组成为生何首乌、黑芝麻、女贞子、墨旱莲、桑椹、霜桑叶、生地黄、菟丝子、杜仲、金樱子、桃仁、红花、豨莶草、侧柏叶、怀牛膝等。15剂药后，仅止住脱发，生发寥寥无几，见效缓慢。后思之良久，觉得药是正确的，但是输送到头顶末梢的力量不足，于是在上方加入羌活25g，又服10剂，新发已大面积长出黄绒毛，密密麻麻，甚是喜人，后继续用此方加工成蜜丸，服了3个月，头发长好，又黑又密。此案取效之快，关键就在于加入了羌活一药，有效地改善了微循环，头皮毛囊可以理解为血管末梢之地。(《古道瘦马医案》)

又治张某，男，64岁。全身酸痛不已，数月不愈。本人亦为一退休西医生，用多种药物治疗不效，甚为懊恼。一日在书店翻阅医书，看到本人写的《杏林薪传》一书，甚喜，认为我是一研究性质的中医，肯定有办法解决他的疑难病症，于是按图索骥，通过QQ找到了我出诊的地方，要求中医治疗。

刻诊：诉说，别无他症，就是全身酸痛不已，已经几个月了，吃过多种止痛药，只能解决一时，不能除根。脉呈浮滑中略涩，舌嫩薄白苔，饮食、二便基本正常。特别提示，房事后和遇风寒天时严重，出汗后略轻。此病说重不重，说轻不轻，整天把人搞得什么事也做不成。四诊毕，我说此病易治，三五剂药，一发汗就好。处方：桂枝汤加减。桂枝45g，白芍45g，生姜10片，甘草6g，大枣6枚，麻黄10g，苍术15g，羌活15g，当归15g。5剂，水煎，每日1剂，分3次服。要求吃完药覆被取汗，勿再受风。(《古道瘦马医案》)

结果，2剂后酸痛止，5剂完痊愈。数月之痛楚几剂小药就解决。此案治疗快速，除了用对桂枝汤外，关键一味止痛药就是羌活。可以说是专药。皮肤为末梢血液循环部位，羌活专走此处。我临床上治疗身痛，不管是风寒风热、是虚是实，一律加入羌活，收效颇速。这也是我的一点心得，其根据就来源于上述。

根据羌活能有效改善微循环的认识，我临床将此药广泛地运用于中风偏瘫、冠心病、阳痿、肌无力、类风湿关节炎等病的治疗中，都取得很好的效果。

栀子是治疗软组织损伤的高效药

这是一个真实的故事，不是虚构的。因为我临床上经常这样用，而且是屡用屡效，本人写的《杏林薪传》有详细病案，故转录于此，推荐给大家。

"1个多月前，我在下楼梯的时候，因为楼道没有灯，踩空了台阶，不慎摔下，于是我感觉不能动了，后来足肿了起来，用了很多扭伤药：云南白药喷雾剂、麝香虎骨膏、红花油、香港的黑鬼油，内服的三七片都效果不大，而且容易反复，我是没有去医院的，因为比较怕照X线的辐射，后来总是不好，也准备去医院了。但是我又想，在网上查查看看，会不会有什么民间的小偏方可以治疗的，找到了好多，但是大多数都是中药的复方，很多种药材在一起的，我觉得不大敢用。

后来偶然看到一篇博文《治扭伤的小秘方》是一位苏州的阿姨写的，上面还有前后的对比照片，方子也简单，而且用不了多少钱。当然了，我也不会就这么轻易相信的，我又对配方进行了反查，到百度上去搜索，发现这味药材的确有活血散瘀，治疗扭伤的功效，同时还找到了另外一位医学工作者的论文，是用这个方法给100例扭伤患者治疗的情况，治愈率很高，虽然配料有些微的差别，但是主要的药是一样的，这也增加了我的信心，于是决定试试。

药方如下：用一汤匙栀子粉和一汤匙面粉，一个鸡蛋，适量烧酒（黄酒）混合搅拌成面糊覆盖在足心（手心）和扭伤处，可以治疗足（手）扭伤。具有消炎止痛消肿作用，非常灵。"

上面这个药方部分是引用的原文作者的一段话，特别说明一下。

①我用的是黄酒，因为黄酒性质更温和，而且本身就有活血化瘀的作用。

②栀子粉在药店买的时候一般不是粉，而是整个的栀子，如果药店有打粉机，就让药店帮忙加工一下。我买的药店没有打粉机，我是回来用自家的

搅拌机打的，颗粒比较多，要用筛子筛一下，用比较细的粉，我买了10元钱的，现在都好了，还没用完呢。

③哪个手，或者哪个足扭伤了，就在扭伤的部位敷药，并且对应的手心或者足心也要敷药，我想是因为手掌或者足掌上面的穴位比较多，能够让药充分发挥作用吧。

④我属于胆子比较大的，所以始终没有去医院，但是我建议大家如果扭伤了，还是要去医院先拍个片子，看看有没有骨折或者骨裂，因为这个方子是不能治疗骨折或者骨裂的，这点务必注意，以免耽误了治疗。

药敷在足上24小时换1次药，扭伤的地方会出现青紫色，不要害怕，这个是正常的。我的足出现青紫色的时候（我的足都接近黑色了），就发现已经消肿了。这个颜色在不用药数日之后会变浅，直至消失，有的局部会脱一小层皮，不要担心，一般如果刚刚扭伤的时候就用这个药，2～3次就可以不再用药，养着就行了。但是我的情况是之前已经扭伤了十几天了，用了二三次药之后还是觉得不放心，于是我是连续用了1周的药，我觉得根据自己的情况，这个可以酌情的。

下面是刚刚扭伤的照片，足都肿起来了。

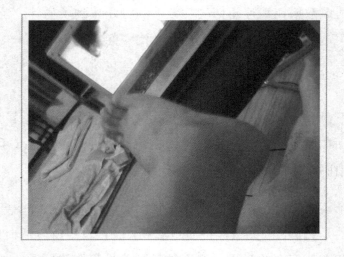

下面这个是和好的药但是第一次弄稍微有一点稀了，这样不容易敷在足上，应该比这个黏稠一些更好。

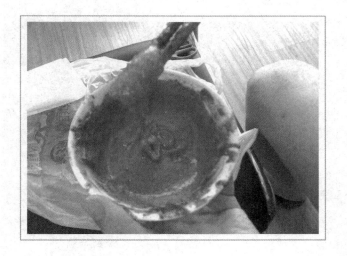

　　这是包扎好以后，用的是无纺布。因为正常的纱布有点薄，也可以用家里不穿的衣服，最好是棉布，柔软而且厚实。

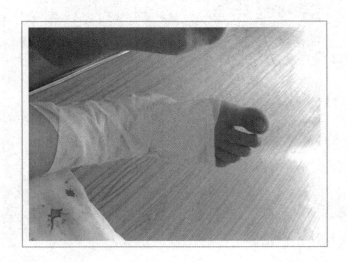

　　下面是第 1 次上药之后，因为药比较稀，所以效果还不是特别明显，但是已经看出来变青了。

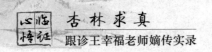

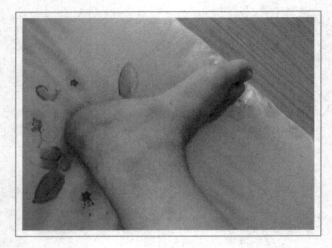

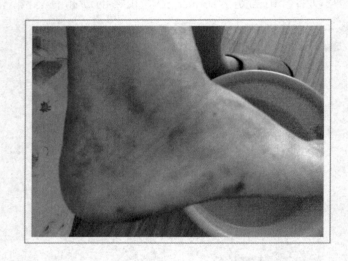

　　这个是第 2 次上药以后，因为药比较稠，所以效果更好，看足底都变黑了，有没有发现，已经消肿了。

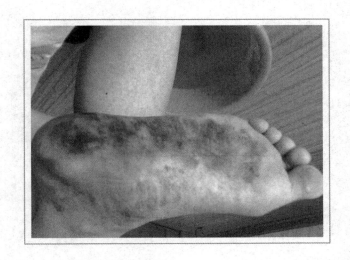

下面这个比较重口味，是从足上扒下来的药，仔细看会发现，有伤的地方药变成了青黑色；没有受伤的地方药没有变色。

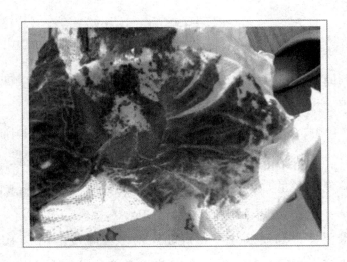

下面是现在的足，完全康复了，正常走路都没有问题，也不痛了。记得，用药几次以后，就可以停药了，然后就是静养。

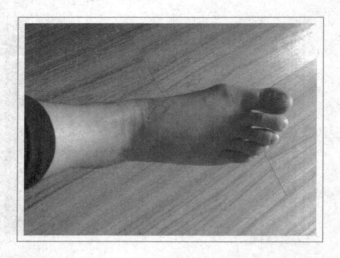

以上就是我扭伤好转的亲身经历，比较惨痛，希望大家都不要有这样的经历！但是这个方子大家可以留着，以便身边有人不小心扭伤的时候，第一时间用药，这样好得也会快一些。

大剂黄芪治"鹤膝"

卫生部顾问王文鼎与名医岳美中，均对《验方新编》中的四神煎治疗鹤膝风极为推崇。

王氏云："鹤膝风，膝关节红肿疼痛，步履维艰，投以四神煎恒效。"

岳氏亦云："历年来，余与同人用此方治此病，每随治随效，难以枚举。"

根据两位专家经验，四神煎治疗鹤膝风的药方量为：生黄芪240g，牛膝120g，石斛120g，远志120g，金银花30g。

同时要求要保证药质药量，不可随意增多或减少。用水10碗先将前4味药煎熬，待煎至2碗水时，加入金银花，再煎熬成一大碗。临睡前，空腹1次服下，全身大汗，听其自止。用毛巾把汗擦干，搓揉全身。一般的用1剂药，就可以肿消病愈，严重的二三剂就行了。病人空腹吃下药去，要出大汗，尤其身体虚弱的病人，方中用了大量黄芪，补了气，止了汗，防止了虚脱。

无独有偶，明末清初的名医傅青主，也有大剂黄芪治疗鹤膝风的特效方，在其后人为之整理的《石室秘录》中作了详细介绍：药用黄芪三两，肉桂一钱，薏仁四两，茯苓二两，白术二两，防风五钱，水十余碗，煎二碗，分作二服。上午一服，临睡服，服后以厚被盖之，必出大汗，不可轻去其被，令其汗自干而愈，一服可也，不必再服。

傅氏认为："此方妙在黄芪以补气，盖两足之所以能动而举步者，气以行之也。今鹤膝之病，则之气虚不能周到，行步自然艰难。今用黄芪三两，则气旺矣，又佐之肉桂以通其气，防风以散其邪，始相恶而相济，白术，薏仁以祛寒湿之气，邪气祛则正气自固，此所以速成也。若以为人不能受，畏而不用，则反害之矣。"

治疗鹤膝，尽管两方配伍不同，但均以黄芪为君，如此大剂用之，古今实为罕见，其效亦卓然，可供借鉴。

我在临床上经常用此方治疗双膝关节肿大，疗效斐然。曾治一妇人，65岁，双膝肿大，疼痛难忍，步履艰难，求治于余。刻诊：人白胖，略高于常人，脉沉涩，舌淡白，苔略厚，饮食、二便基本正常。诊断鹤膝风。处方：生黄芪240g，川牛膝120g，石斛120g，远志120g，金银花30g。1剂。

要求：用水10碗先将前4味药煎熬，待煎至2碗水时，加入金银花，再煎熬成一大碗。临睡前，空腹1次服下，如全身大汗，听其自止。

同时用塑料薄膜把双膝部包裹扎紧，勿透气，药后当晚全身略出汗水，但双膝出汗特多，一昼夜闷湿难受。

第2天解之，双膝已恢复如常，病人一看惊喜万分，直叹神药。此为内外兼治，内服补气托表，外用局部封闭取汗，故立收捷效。后以此药加工成蜜丸善后，痊愈。

连翘也是治呕之圣药

说起连翘这味药，一般的中医都知道是味清热解毒的好药，著名的银翘散就是因其而得名的。

其实，它在临床不仅是一味清热解毒的药，还是一味很好的止呕药，特别是止热呕，常用的保和丸中用连翘就有此意。说来这个发现还要归功于日本的汉方家。

日人《牛山治套》中说"大人小儿呕吐不止，可用连翘加入任何药方之内，此家传之大秘密也"；《生生堂治验》记载"某氏儿，二岁，患惊风瘛后，犹吐乳连绵，众医为之技穷，及先生诊之，无热，而腹亦和，即作连翘汤使服，一剂有奇效"。（均见汤本求真《皇汉医学》）

此说验之临床不虚言也。当代张振钦老医师善以连翘止呕，云观自汤本氏之《皇汉医学》，验之临床20余年，每用辄效。

如治张某，女，58岁。退休工人。症见腰痛、浮肿反复发作3年，伴呕吐频作不能进食5天。头面及下肢浮肿，腰痛乏力，伴恶心呕吐，饮食汤药不能下。无寒热，口不思饮，溺少。脉沉细数而稍滑，舌质淡红，苔薄白。经西药抗炎、利尿、补液止呕等治疗，效果不佳而改用中药治疗。用连翘20g，浓煎，徐徐少量与饮之，口服呕吐即止。

何某，女，8岁。因贪食冰棒、饼干等物，夜起腹痛呕吐。经输液、抗炎、镇痛等药物治疗，虽痛减而呕吐仍不止，遂至门诊求治。

诊察：脉弦紧而数，舌苔淡黄，舌质红而少津，胃脘部压痛。辨为饮食伤胃，胃热上逆。首用连翘15g，浓煎，少少与饮之。继进白芍10g，炙甘草6g，腹痛亦愈。［湖南中医杂志，1986（2）：29］

何运强医师在多年的临床实践中，学习日本人汤本求真所著之《皇汉医学》中，运用连翘治疗呕吐屡收奇效。他说："治呕吐，加连翘于对症方中，乃家传之秘也。"陆渊雷之《伤寒论今释》、姜春华的《经方应用与研究》都对连翘治疗呕吐的作用有详细阐述。河北名医孙润斋先生亦曾用此药治疗呕吐患者百余人，皆收立竿见影之功。

何氏也于临床中体会到，用清·王清任先生之解毒活血汤（柴胡、连翘、葛根、赤芍、生地黄、枳壳、当归、桃仁、红花）治疗霍乱，有连翘则止呕吐作用佳，去掉连翘，则呕吐难止。

现代药理研究表明："连翘煎剂……镇吐效果与注射氯丙嗪2小时后的作用相仿。它又能抑制犬皮下注射阿扑吗啡引起的呕吐，故推测其镇呕止吐作用的原理可能是抑制延脑的化学感受区。"（余瀛鳌．中医大辞典．北京：人民卫生出版社，1995:730）何氏经验，不论何种原因引起的呕吐，辨证施治的基础上加用此药，都有非凡的效果。价廉而常用之药，有此独特之功，当不容忽视。

吕某，女，77岁，1991年5月10日初诊。呕吐5天。西医诊断为神经性呕吐，用溴米那（爱茂尔）、甲氧氯普胺等药治疗无效，转求中医诊治。舌质红、苔薄黄，脉滑数。予一味连翘60g，水煎服。2剂后，呕吐止，病遂愈。

裘某，男，40岁，1995年10月21日初诊。2个多月来每于早餐后呕吐。他医迭进旋覆代赭石汤、温胆汤而无效。面色白，语言无力，四肢倦怠，舌淡、苔薄，脉濡弱。证属脾胃气虚。投六君子汤治之。3剂后，效果不显。又于前方加用连翘再服3剂。药尽，其病霍然而愈。随访2年未发。[山西中医，2001，17（2）：41]

学习上述经验和验案，我在临床上主要运用于热呕。曾治一男子，35岁，最近一段时间频频恶心，欲发哕，我的学生予以旋覆代赭汤合丁香柿蒂汤，3剂不效，其呕哕之势越发频繁，我接诊后，观其方无误，怎么能不效呢？细诊，舌略红，苔黄腻，双关脉滑，口中出气臭浊，笑曰学生，此乃积食，热呕也，非旋覆代赭汤证。处方保和丸，重用连翘；炒山楂30g，炒神曲30g，姜半夏30g，茯苓15g，陈皮30g，连翘60g，莱菔子30g，生大黄10g，生甘草6g。3剂，水煎，每日1剂，分3次服。

1剂后泻下黏溏粪便，臭不可闻，随之呕哕减轻，3剂服完，痊愈。（《古道瘦马医案》）

此方乃保和丸合大黄甘草汤，专治积滞热呕证。我的认识和体会，连翘擅治热呕，与竹茹、芦根同为治热呕之要药。

.

茵陈重用方有卓效

对于茵陈的认识，最早来源于《伤寒论》里治黄疸的茵陈蒿汤。其中的茵陈6两要先煎，给我留下了深刻的印象，但是临床多年，读众多名家医案，却不见有大剂量使用的。

按当代柯雪帆教授的考察，汉时1两为15.625g，取整数15g计算，6两就是90g。显然后世医家远远未达到张仲景的用量，故临床效果参半。

20世纪80年代曾读过一本小册子，《提高中医疗效的方法》书中讲到重用茵陈的问题，王辉武老中医谈到：茵陈蒿汤用于治疗阳黄是常法，但如何用好茵陈蒿这味主药的剂量则大有学问。

经我会诊治疗的几例重症肝炎，至今令我久久不能忘怀。重症肝炎，病情危笃，黄疸消长是病情向愈或恶化的指征，医者、病家对退黄都要求甚切，多数情况都可用茵陈蒿汤化裁，其中茵陈蒿用量30～40g不等，可谓大剂量。

但经反复诊治，虽利湿、活血、解毒并进，仍不见黄疸消退，在技穷之际，想到了"经方"的剂量问题，在《长沙方歌括》"茵陈六两早煎宜"指导下，按原方剂量4.6∶1.5∶1的比例，即茵陈90g，熟大黄30g，栀子20g。因为茵陈质轻，嘱将其先另用容器冷水浸泡，另煎，以保证有效成分的充分溶出。通过剂量调整以后，退黄疗效倍增。此后每见常法乏效的阳黄，都参照这种方法，调整全方剂量比例，比常规用量疗效好得多。

后又看到辽宁名老中医陈国恩重用茵陈的资料，更令人咋舌。陈老颇推徐灵胎"一病必有一主方，一方必有一主药"之说，主张精方简药，重点突出。尝谓："用药如兵，贵乎选帅用将不可随意拼凑，以图面面俱到，如此则互相牵掣，药力难以集中，何以愈病？一方之中君药用量必重，任之以权，否则即为无制之师，焉能取胜乎！"寒热虚实，辨证已明即应大胆用药。

陈老在治疗急性黄疸型肝炎时，自拟茵陈退黄汤：茵陈1250g，栀子10g，大黄10g，龙胆15g，红花10g，白茅根50g，柴胡10g，茯苓30g组成。

152

陈老体会茵陈为一年生草本植物，味苦性微寒，阳春三月，百草生发，山野村民常以茵陈嫩苗煮食代菜，味美适口，多食无碍。该药疗效确切，退黄迅速，非大剂量不可，成年人每剂不少于1000g，儿童不少于300g。

曾治一李姓男患，素体健康，1周前食欲减少，恶心欲吐，困倦肢沉，面目色黄，伴胃脘不适，厌油腻，右胁隐痛，苔黄便燥，舌红苔黄而薄，脉弦数，口腔黏膜黄染，巩膜黄染，肝右肋下2cm，质软，触痛。肝功化验：麝香草酚浊度试验7U，硫酸锌浊度试验14U，黄疸指数250U，转氨酶425U，碘反应（+），诊为湿重于热型黄疸，拟清热利湿退黄法。处方：茵陈1250g，栀子15g，黄柏10g，红花10g，滑石30g，木通15g，龙胆10g，白茅根100g，腹皮20g。水煎服。服药16剂，历时18天，肝功及黄疸指数均恢复正常，诸症悉愈出院。

前有车后有辙，自此开始临床重用茵陈治疗黄疸，疗效显著。

◆验案◆　刘某，女，73岁。胆管癌手术后，引起高度黄疸（总胆红素396μmol/L），西医治疗降不下来，又因年龄大，预后不良，令其出院，因不愿坐以待毙，故从千里之外，青海赴陕寻求中医治疗。刻诊：人清癯黄瘦，面灰黄，眼结膜尤甚，脉弦细滑数，舌尖边红，苔白腻。纳差，脘胀，乏困，小便不很利，大便尚可。好在精神不错，因家人未告之患有胆管癌。现家属要求先解决黄疸，而后再治疗癌症。辨为湿热郁阻，血瘀脉络。处方：茵陈蒿汤合血府逐瘀汤加减。茵陈90g，栀子15g，生大黄6g，虎杖25g，桃仁12g，红花12g，当归15g，川芎12g，赤芍30g，生地黄30g，桔梗10g，怀牛膝12g，柴胡12g，枳壳18g，郁金18g，生黄芪45g，蒲公英30g，丹参30g，青皮、陈皮各15g，太子参30g，生甘草15g。15剂，水煎，每日1剂，分3次服。

15天后，如期复诊，黄疸退净，化验总胆红素：16μmol/L，病人精神焕发，神采奕奕，很是高兴。现已能正常吃饭，脘腹不胀，大小便正常。黄疸已解决，又为其处方，调养身体，治疗癌症。（《古道瘦马医案》）

实践证明，重用茵陈疗效可靠，临床值得推广。

紫菀止咳宜重视大小便

　　紫菀，味辛，苦，性温。有润肺下气，止咳化痰之功。这是大家都知道的。但是在临床上有时有效，有时疗效欠佳。为什么呢？这实际上是没有很好掌握此药的特性。紫菀味辛而润，专长开泄肺郁，宣通二便，且肺与大肠相表里，两者关联很大。肺通大便通，反之大便通，肺亦通。小便亦然。此理最早我还是从古人医话悟出。

　　蔡元长苦大肠秘固，医不能通，盖元长不服大黄等药故也，时史载元，未知名，往谒之，阍者龃龉久，乃得见，已诊脉，史欲示奇，曰："请求二十钱。"长曰："何为？"曰："欲市紫菀耳！"史遂市紫菀二十文，末之以进，须臾遂通，元长大惊，问其况，曰："大肠肺之传送，今之秘无他，以肺气浊耳，紫菀清肺，此所以通也，此古今所未闻"。（《北窗炙輠录》）

　　李士才治王郡守，痰火喘盛，咳正甚时，忽然小便不通，自服车前、木通、茯苓、泽泻等药，小腹胀满点滴不出。李曰，右寸数大，是金燥不能生水之故，唯用紫菀五钱，麦冬三钱，五味子十粒，人参三钱，1剂而小便涌出如泉。则咳亦止。（《续名医类案》）

　　从上述两医话，我悟出了紫菀一药，止咳如伴大小便不利，用之最效，也为合理。

　　事实如何呢？实践是检验真理的标准。我曾治新疆一82岁老妇，其子电话告诉我，母亲咳嗽6个月之久不愈，痰不多，吃了不少中西药均无效，特请我予以治疗。我问

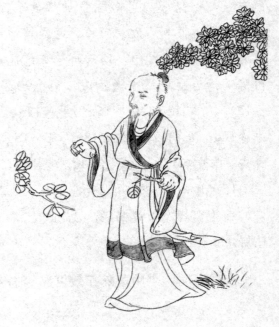

饮食、二便如何？答曰：吃饭尚可，但是大便艰难，干结，1 周难解 1 次。闻之，心中有数，此肠中不通，肺气郁结上逆而咳，易治耳。处方：紫菀 100g，款冬花 30g，白前 15g，前胡 15g，杏仁 15g，桃仁 15g，厚朴 30g，桔梗 10g，生甘草 10g。3 剂，水煎，每日 1 剂，分 3 次服。

3 日后其子复电，大便通，每日 1 次，咳嗽顿止，仅余微痰。又紫菀 50g 合千金苇茎方 5 剂，6 个月咳嗽治愈。

又治一 2 岁男孩，咳嗽 1 个月，有痰，中西药杂进不愈，求治于余。仅问大便通否？家长告曰：4～5 天 1 次，又干又臭，我答好治。此乃大肠不通，肺气不降而咳。通大便，开肺气。处方：麻黄 6g，杏仁 12g，桃仁 10g，生石膏 30g，生甘草 10g，紫菀 60g，鱼腥草 30g。3 剂，吃完，便通咳止。

实践证明，用紫菀止咳兼顾二便不通，最有效，临床不可不知。作为一个中医不仅要知道药物的一般特性，更要熟悉其特长，扬长避短，将其发挥到淋漓尽致，方为用药高手。

 ## 麻黄有多种治疗功能

麻黄是临床上使用很频繁的一种药，教材上一般归纳为解表散寒、宣肺平喘、消肿利尿，常用的麻黄汤、射干麻黄汤、小青龙汤等皆是此运用的典范。然而，临床实际上麻黄的功能远远不止这些，我还经常用于治疗各种风湿骨节疼痛，疏肝理气散结，兴阳补肾固尿等，效果也很好，所以临床上要善于开发运用麻黄治疗多种疾病。现介绍补充贾亚夫先生在这些方面运用的成功医案和医话，我均重复过，可行。

1. 坐骨神经痛

坐骨神经痛多为坐卧湿地，感受寒湿所致，沿足太阳经脉发病。因此，和太阳经气的不通有密切关系。麻黄能疏通太阳经气。《日华子本草》谓"通九窍，调血脉"，《现代实用中药》认为"对关节疼痛有效"，张锡纯谓麻黄

"于全身脏腑经络，莫不透达，而又以逐发太阳风寒为主治之大纲"。但一般用量作用甚微，不足以除此沉疴，常须用至 15 ～ 30g。

验案 病人甄某，女，35岁。右下肢后侧窜痛连及腰背，难以行走，兼头身困重，舌淡红，苔白腻，脉沉缓。前医以化瘀止痛，温阳通络方10余剂无效，且增纳呆腹胀。综合脉证，考虑为寒湿痹阻，经络不通。方予：麻黄20g，附子15g，薏苡仁50g，白芍50g，木通15g，党参30g，甘草10g。水煎1小时，分服。

2剂后病减大半，复进3剂，病告痊愈。

后以麻黄15～30g，附子15～30g，白芍30～60g，薏苡仁30～60g，土鳖虫10g，甘草10g为基础方，年高体弱者，加党参；腰膝沉重者，加防己、木通；咳则痛剧者，加桑白皮、杏仁。久煎1小时。治愈本病患者不下数十人。但患者见舌红无苔、脉细数等阴虚之象，则宜慎用。

2. 五更泄

五更泄常见于黎明阳气升发之时，发则腹鸣泄泻，虽与阳气不足有关，但和阳气当升不升，郁而不发亦密切联系。"麻黄轻清上泛，专疏肺郁，宣泄气机"（《本草正义》），对病久而阳虚不升者甚为切当。

验案 病人张某，男，45岁。每日凌晨三四点钟时腹痛泄泻，时2年。饮食正常，无肢冷。多次应用补脾温肾、收敛止泻等药无效。查舌淡红，苔薄白，脉缓。处方：麻黄8g，党参10g，白术10g，薏苡仁15g，半夏10g，茯苓10g，甘草8g。水煎服。2剂后泻泄反剧，但腹痛不明显。此即麻黄疏通气机后，阳升阴降所致。"虽暴烦下利日十余行，必自止。"（《伤寒论》）复进2剂，果然病愈，至今未发。

此后，凡遇体壮之人五更腹泻，皆加麻黄5～8g，奏效颇捷。

3. 臌胀

臌胀多因积聚日久，阻塞经络，水毒气结聚乎体内而成，清阳不升，浊阴不降，水湿不得排泻，则腹胀如鼓。病人常苦于小便不利。攻逐虽能见效，但大伤正气，且不久即发，为人所不道。温阳利水又缓不济急，颇费心思。实际上，肺为水之上源，主一身之气，肝升肺降才能维持正常气机活动。膀胱为太阳之府，太阳不舒则膀胱失去气化功能。臌胀与肺及太阳经脉密切相关。因此，临床以麻黄5～8g，水煎服后，上通则下达，则每每汗出周身，随即尿如泉涌，诸症得以缓解。再以麻黄8g加入健脾益气，利湿化浊剂中，标本兼治，可使病不复发。此提壶揭盖之法，屡用屡效，颇感得心应手。

验案　陶某，男，6个月，先天胆道闭锁，经手术后，引起肝硬化腹水，我开始用验方：柴胡6g，当归6g，赤芍10g，丹参15g，土鳖虫10g，蒺藜15g，合欢皮15g，生大黄1g，茯苓15g，猪苓10g，白术10g，桂枝6g，泽泻10g。7剂，水煎服。每日200ml，腹水纹丝不动，小便量逐渐减少，后思良久，认为应该用提壶揭盖法，宣肺气，于是在前方中加入麻黄3g，又续服7剂，服后小便量明显开始增多，效不更方，而后又以健脾利湿之法，方中不离少量麻黄，病孩逐渐步入治疗坦途。(《古道瘦马医案》)

4. 恶性肿瘤

此类疾病多由阴凝之邪积聚而成，故常见舌黯苔腻，堪称顽疾。麻黄破癥坚积聚，能使阴凝之邪"从阴出阳，则癥坚积聚自散"，堪称对证之品。历年以麻黄5～10g，伍白芥子15g，薏苡仁15g，半枝莲15g，茯苓15g；正气大虚者，加人参5g，银耳8g；阳虚者，加附子8g，鹿茸2g；阴虚者加山茱萸15g。所治数例，皆使症状缓解，生命延长。

5. 遗尿症

麻黄通利九窍，宣肺利小便，但若伍以石菖蒲、桑螵蛸、益智等，又能治疗遗尿症。因肺为人体的相傅之官，主司治节，关系于一身的功能协调，肺失肃降，则小便不通，发生癃闭多肺失治节，则膀胱当闭不闭，发生遗尿。麻黄、石菖蒲既能助肺通调下达，又能助肺宣发疏散，使肺升降得宜，癃者得通，不约者得闭，此法子临症中多为人所不解，但疗效确切，不可忽视。若在辨证基础上加入麻黄，效果更佳。

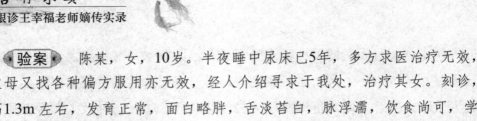

验案 陈某，女，10岁。半夜睡中尿床已5年，多方求医治疗无效，其父母又找各种偏方服用亦无效，经人介绍寻求于我处，治疗其女。刻诊，身高1.3m左右，发育正常，面白略胖，舌淡苔白，脉浮濡，饮食尚可，学习上进，仅是每晚遗尿1～2次，令全家烦恼，小孩随着年龄增长亦感难堪。处方：益智30g，覆盆子15g，金樱子15g，五味子6g，莲须9g，杜仲15g，山药15g，太子参15g，桑螵蛸15g，韭菜子15g，麻黄10g，鸡内金10g。7剂，水煎，每日1剂，分2次服。服完3剂即见效，每晚偶有遗尿，7剂服完即正常，不再遗尿。全家甚喜。（古道瘦马医案）

6. 疏肝解郁

在临床上，每见由于情志不舒，气机郁结，不能宣泄而造成气、血、痰、火、湿、食诸疾，治疗颇感棘手。

朱丹溪曰："气血冲和，百病不生，一有怫郁，万病生焉，故人身诸病，多生于郁。"郁结为病，尤以肝郁气滞最为多见。

遇到此类患，起初我多选用柴胡疏肝散加郁金、青皮、合欢皮等味，但效果并不全部令人满意。后来受《内经》"诸气膹郁，皆属于肺"的启示，想到肺为气之主，郁结为病，气机阻塞，肺气亦不得宣泄，此时若在疏肝方中稍佐一味麻黄以开提肺气，令郁闭得开，岂不正投机缘？

验案 曾治一妇女，32岁，诊时，诉其两胁胀痛，口苦，不思食，经前两乳胀硬作痛，经来滞涩，少腹痛，脉弦而细，经用柴胡疏肝散加丹参、青皮、郁金、路路通等味，10剂仍无效果，后在原方中稍加麻黄6g，3剂而诸症悉除。因而悟出，疏肝解郁，还应注意宣肺。（《陈沫金医话》）

生地黄重用养血蠲痹除顽疾

我临床上很喜欢大量用生地黄，尤其是治疗热痹和虚痹。只要对症一用就是百十克以上。此胆量和用法就是受已故姜春华大医的启示。

　　姜老临证治疗痹证，注重以肾为本，善用大剂量生地黄于温散癥痹、祛风通络药之中，以凉血清营、养血补肾、滋阴润络，尤其治疗反复发作之顽痹，每获良效。

　　姜老认为，生地川乌合用治疗痹证能相辅相成。

　　根据痹证的病因病机与临床表现，大体包括西医的风湿热、风湿性关节炎、类风湿关节炎、痛风、坐骨神经痛、骨质增生性疾病等。先生积几十年治疗痹证的经验，在辨证论治的基础上，主张扶正固本，强调以肾为本，运用补肾法为主治疗各种类型痹证，并结合中西医结合科研实验研究，将大量具有祛风除湿，散寒止痛，补益肝肾，强筋健骨功效的中药广泛地运用于临床，勤于实践，勇于探索，地乌癥痹汤就是先生自拟的一个治疗风寒湿热痹的有效方（生地黄 60g，制川乌 9g，威灵仙 9g，蚕沙 15g，秦艽 15g，乌梢蛇 6g，怀牛膝 9g，豨莶草 15g，五加皮 15g，独活 9g。方中制川乌先煎 15分钟，每日 1 剂，水煎服，重者每日 2 剂，分 4 次服。功能：滋阴活血，温经散寒，通络止痛。主治：行痹、痛痹、着痹及化热伤阴的热痹所致的肌肉、筋骨、关节疼痛、麻木、重着、肿胀、坐骨神经痛、风湿性关节炎、颈椎病、类风湿关节炎等病）。

　　方中，以大剂量生地黄为君药，生地黄具有滋阴润络，凉血清营，补益肝肾之功，《神农本草经》有其"逐血痹""除寒热积聚""除痹"的记载。先生用生地黄治疗顽痹一般用量在 60 ～ 90g，最多可用至 150g。

　　其用意有三：第一，生地黄甘寒，入肝肾经，可滋养阴血，补肝益肾，得酸平之怀牛膝，辛温之五加皮协助，共同发挥补益肝肾，扶助正气的作用。

　　第二，风寒湿三痹中寒痹和湿痹均需辛温或燥烈之品方可消除，然辛温燥烈之品无不有伤阴耗血之弊。方中的川乌、蚕沙、威灵仙、独活便是此类药物，得大剂量之生地黄，可缓和它们的燥烈之性，双向调节，取利去弊。

　　第三，根据《神农本草经》记载，地黄有除痹作用，生者尤良，风寒湿三痹中行痹需以散风为主，佐以祛寒理湿，但古有"治风先治血，血行风自灭"的理论，更须参以补血之剂，血不足者痹着不行，生地黄补血养血，补养充足，自然流通洋溢而痹行矣。药理实验证实，生地黄有延长抗体存在时间的作用，是促进免疫功能的药物，且又可调节抑制性 T 细胞的功能，从而阻抑自身抗体的形成，具有保护肾上腺皮质功能的双向调节作用。

验案1 杨某，男，46岁。3年多来腰痛如折，右腿冷痛，肿胀麻木，屈伸不利，艰于行走，得温则减，遇寒则甚，气候交变尤易发作。化验：抗"O" 750U，血细胞沉降率15mm/h，诊断为风湿性关节炎。平素恶寒怯冷，口淡不渴，舌苔白而厚腻，脉象按之沉细。证属寒湿入络，凝滞经脉，闭阻营卫。

治拟温经散寒，活血镇痛。药用制附子9g，桂枝9g，生地黄50g，威灵仙15g，晚蚕沙30g，秦艽9g，蕲蛇9g，当归9g，赤芍9g。7剂药后，关节疼痛、麻木、发冷好转。守上方加黄芪30g，乳香、没药各6g，再进14剂，病人下肢活动自如，后用上法调治月余而愈，随访1年未发。

[按] 本案为"痛痹"，系由寒湿之邪外袭，凝滞经脉，不通则痛。综观本方配伍，妙在重用生地一味。生地味苦甘性寒，滋阴养血而补益肝肾，临床多用于热痹之热灼营阴，或阴虚内热，耗血伤津之证。今先生通权达变，用以治寒湿痹证，是取其滋阴补肾，鼓舞正气之用也。正气乃固卫御邪之动力，但以阴精为之粮资，地黄滋补肾阴，则一身活力由之振奋，祛邪乃能得力，此一也。且地黄能通利血脉，《名医别录》云"生地为散血之专药"。盖通脉之品都具有破瘀攻伐之性，而生地黄散血通脉，既无燥烈伤正之害，又有滋柔润之用，并具通中寓通补之功效，乃寓通以于养血之中，尽其祛邪之能，正如《本经逢原》所曰："统领他药，共襄破宿生新之功。"此其二也。

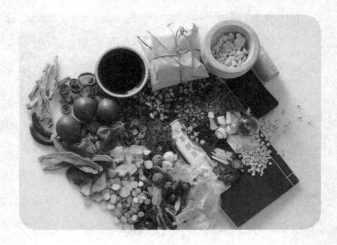

又据现代药理研究，大剂量应用地黄有激素样作用而无激素的不良反应。方中，威灵仙与当归、桂心配伍为《证治准绳》神应丸，更加血肉有情之品蕲蛇，故治疗风湿腰痛尤佳。

验案 2　陆某，男，49岁。患类风湿关节炎，小关节变形，疼痛，手足均见凹陷性浮肿，舌淡、苔薄白，脉滑。予防己茯苓汤加活血药。防己9g，黄芪15g，桂枝9g，丹参15g，当归9g，生地黄90g，蚕沙15克。7剂，痊愈。(《姜春华医案》)

[按] 本例湿痹为主，若单用防己茯苓汤益气利水，浮肿改变不大；若辅以丹参、当归等活血药物，则浮肿显著减轻。蚕沙治疗痹证，无论风重、湿重均可用之。《本经》云生地黄"有除痹作用"，大剂量用至90g，有类似激素可的松样的作用，而无激素的不良反应。

验案 3　宋某，女，18岁，农民。1983年10月28日初诊，周身关节肿痛3年，多次在省市医院查治，诊为风湿性关节炎，长期用吲哚美辛、吡罗昔康、地塞米松等仍反复发作，起居稍有不慎，即发热肿痛加剧。近3个月来。左踝及两腕手指肿痛，不红，屈伸不利，肌肉瘦削，饮食、二便尚可，面萎黄虚浮，舌质淡红，苔白微腻，脉细涩，今纯用中药治疗。生地黄50g，黄芪、续断、桑寄生各15g，防己、桂枝、制川乌（先煎）各10g，五加皮12g。3剂，痛肿明显减轻，守方继服16剂，痛止肿消肌肉渐丰，面色红润。为巩固计，再进3剂，6个月后随访未发。（黑龙江中医药，1986：5）

[按] 痹者，闭而不通之谓也。风寒湿之邪乘虚而入，留滞体内，血气为邪气所阻，不能畅达。故以补益疏通，祛风湿为法。重用生地黄者，盖因本品滋阴养血，善逐血痹，性凉而滑利流通，正切病机。

验案 4　郝某，女，32岁，产后受风，双下肢关节疼痛不已，化验血沉风湿因子为阳性。医院诊断为风湿性关节炎。予以布洛芬治疗，当时吃了止痛，过后仍犯，不除根，寻求中医治疗。时诊：人中等个子，虚胖面白，脉弦滑兼数，无力，舌红苔薄。言之生完孩子，未注意受了风寒，自此双腿

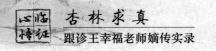

关节疼痛难忍，察双关节怕风不肿，饮食、二便尚可。血虚受风，郁久化热。

处方：水牛角（先煎）30g，生地黄60g，牡丹皮12g，赤芍30g，忍冬藤30g，海风藤30g，石楠藤30g，生黄芪150g，当归30g，首乌藤30g，生甘草30g，徐长卿30g，淫羊藿30g。7剂，水煎，每日1剂，分3次服。

1周后复诊，双腿关节已不痛了，效不更方，继服5剂，痊愈。（《古道瘦马医案》）

第四讲　辨证精华

中医治病，若想取得好的效果，就必须要有高超的技术，这高超的技术首先就体现在辨证上。技术越好，辨证就愈精。本讲主要展示了先生博学多才、汇集众多名家辨证之学，以及运用于临床的经验，令人茅塞顿开。只要掌握本讲的技艺，你就会觉得成竹在胸，一目了然。言医易耳！

 ## 诊断胃病的一面镜子

舌诊在诊治胃病中也十分重要。如果虽病痛日久，但病人舌有瘀点、瘀斑或舌色暗，就不可认为久病必虚而妄补，必须标本兼顾。若病人舌淡而苔腻，是脾虚湿阻，也不可纯补脾，应健脾化湿同施或先化湿后补虚。临床上只要苔腻，都可用藿香、佩兰芳香化湿。就胃病言，不仅辨苔重要，很多情况下还可"舍脉从苔"。如因为胃中嘈杂烧灼，若口干而舌红苔黄而干，常用石膏、知母等甘寒清热生津；若口不甚干而苦，舌红苔黄而腻，则须用栀子、黄连、黄芩苦寒清热燥湿；若病人舌红花剥苔或无苔（镜面舌），是阴津内伤，常用乌梅、甘草等酸甘化阴或用益胃汤生津养阴。又如胃痛患者，若见舌色暗，或瘀点瘀斑，即用香附、郁金理气活血；以气痛为主者，用延胡索、金铃子；以瘀痛为主者，则加炒灵脂、制乳香、制没药或加用刺猬皮、九香虫等。这

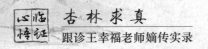

也是长期临证所得的一点体会。（董建华：北京中医药大学教授、工程院院士、著名中医学家）

●验案● 1977年5月，我的父亲曾患肺炎发热，经某西医院治疗痊愈出院。但病愈后一直无食欲，间或胃痛，且胃脘胀满，在当地请中医治疗3个月而不愈，延至暑假我回家时，其症状有增无减，胃疼痛，脘胀满，不思食。看前医所用处方，或消食导滞，或理气开胃消胀，或破气止痛。我在未诊脉视舌时也觉得前医处方不谬，但诊舌见舌绛无苔，诊脉弦细略数，问之大便干燥。诊罢突然顿悟地联想起益胃汤方证，随即处下方：沙参12g，麦冬12g，玉竹12g，生地黄15g，冰糖15g，生甘草6g。当即取药3剂。每剂药煎3次，兑在一起令频服。结果服1剂胃痛止，2剂食欲大开，大便通畅，脘胀立消。服完3剂后，持续3个月的痛苦随之消除。（张文选《温病方证与杂病辨治》）

古道瘦马体悟

上述验案张文选教授在治疗其父亲的胃病时，就是抓住舌绛无苔的关键之处，果断处于益胃汤立马起效，令人拍案称赞。

临床上我在遇到舌红苔薄或无时的胃痛胃胀病人，常用一贯煎加减，效果也是很好的。

曾治一男性患者，为一农村乡医，62岁，患胃胀痛多年，自治和他人治均不效，转治于我，告曰，用过大量健脾消食、理气活血药均无效果，胃镜检查为糜烂性胃窦炎，我详查舌红苔薄，脉弦细，口略干，饮食少，大便偏干。我谓此乃肝胃不和，肝郁化热，胃阴不足。处方：北沙参30g，麦冬30g，枸杞子15g，怀山药15g，生地黄30g，当归15g，连翘30g，蒲公英50g，五灵脂10g，生蒲黄10g，川楝子10g。7剂，水煎，每日1剂，分3次服。（《古道瘦马医案》）

1周后复诊，告曰胃痛轻多了，因也习医多年，故问为什么不用厚朴、枳壳、陈皮、佛手一类药反而能止痛，告之，中医要讲究病机，气滞和阴虚都能导致病痛，病因不同，治法不同，用药也异。不是什么病一见胀痛就用行气法药。乡医听后，曰明白了。效不更方，此患者又以上方加减服 20 剂，多年胃胀痛治愈。

可以看出这里用方的依据，关键就在舌诊。所以，临床上在治疗胃病时可以多参考董建华先生论舌之说。

 ## 辨证施治转氨酶升高

中医对转氨酶限于历史条件，过去一无所知。近年来大搞中西医结合，于是中医也注意到这个问题。但从中医理论来研究这个问题的文献报道，目前还很少见到。而用中药来降低转氨酶的报道却有不少。当然，大多数是从西医的角度来研究的。

我认为降低转氨酶，主要一点是把降低转氨酶的药物和辨证论治结合起来应用，才能更好地提高临床疗效。

近年来，文献报道了不少能降低转氨酶的中草药，如五味子、龙胆、垂盆草、虎杖等。根据文献看，这些中草药都有一定的疗效，但又认为疗效都不很稳定。如应用得最多的是五味子粉，有的有效，但有时降而又复升，甚至比前更高，即所谓反跳。因此，认为它不是一种很理想的降酶药。我也用过五味子，确是如此。我是中医，很自然地会想到辨证论治，首先注意到用五味子见效的，仅是有气虚症状的疗效较理想，而湿热之邪偏重的则无效，或虽能降低而时间不长又有反跳。其原因何在？是否降低转氨酶也必须辨证论治呢？同时，对一个有肾虚证象的病人，并没有用一般降酶药，仅是用枸杞子等补肾药，体力恢复了，意外的是原来很高的转氨酶，也下降至正常值。于是更坚定了我的辨证施治，降低转氨酶的设想，初步选定了龙胆、虎杖、五味子、枸杞子4味中药，按其不同药性，分别用于虚实两类不同之证，试用于临床。如五味子、枸杞子两味药，具有补益作用，则试用于虚证。虚有阳虚阴虚的不同，五味子酸温，适用于阳气偏虚；枸杞子甘寒，则适用于阴血偏虚证。龙胆与虎杖，均系清热利湿祛邪的药物，则用于实证。实热之邪的实证，有热偏重与湿偏重两种情况，龙胆苦寒泻火，适用于热偏重证；虎杖微温，适用于湿偏重证。按照这个设想，数年来，在近百例的临床实践中，获得了显著的疗效。尤其是热偏重证，龙胆效果最好，最快的10剂转氨酶即由二三百单位下降至正常。另外，枸杞子对转氨酶二三年不得正常的病例，同时具有阴血偏虚者，也在服药一二周后恢复正常。近百例病证中，反复者极为少数。这些病例，大多数是"慢肝"或"迁肝"。假使是急性黄疸型肝炎，多在黄退之后，转氨酶自然恢复，如不能恢复者，亦可按上法处理。

必须注意的是，肝炎转氨酶升高，虽然大致可分为虚实两大类，但实际临床上虚实夹杂者更为多见。再则在虚证中，肝肾阴虚者又较多，而且有阴虚而又夹湿热的。因此，以上这些选方择药，常常是错综复杂地使用，如常在一贯煎方中加入龙胆、虎杖等，不是一成不变的。（《杏林医选》——江西名老中医经验选编）

古道瘦马体悟

对于治疗肝病中转氨酶升高一症，一般的医生很容易落入西医窠臼中，直接选用具有降酶的中草药，我早年临床上也是这样，一见转氨酶升高就想到加入垂盆草、田基黄，特别是在五味子风行时更是如此。其结果是误打误撞，时有效时无效，事后也是百思不得其解。但是自从反复读了张海峰老中医这篇文章后，按中医辨证施治用药后疗效大幅提高。

曾治一陕北患者，高中学生，患有乙型肝炎，肝功转氨酶持续高居不下，马上就要参加高考，托熟人要求尽快降酶，经过辨证我认为是虚证夹实，病久偏于气虚，用柴胡干姜汤送服联苯双酯（系五味子有效成分提成西药），10天转氨酶降至正常，按时参加了高考。由此可见，辨证施治，治疗转氨酶升高把握性还是比盲目用一些降酶专药效果来得可靠，所以一个中医人士切记不要忘了辨证施治这个根本原则。

少腹瘀血精确辨证之一斑

　　有关瘀血的问题，从中医的角度来看，全身各个部位都可以发生，这里讲的主要是用腹诊左少腹瘀血的特异方法，其在临床上很常见，也很实用，但是认识和掌握的人并不多，所以有必要重点谈一谈。

　　临床中凡在小腹左侧，具备硬满压痛并排除粪便燥结所致者，即为瘀血之体征。特别于脐左邻近处按压呈现疼痛即可确定。

　　此说为日本著名汉医学者汤本求真最先确认，其在《皇汉医学》引述日本多数学者的意见，指出少腹并非脐下膀胱部，脐下俗称小腹，而少腹位于小腹的左右，对于中医学贡献甚巨，许多疑难杂病诊断不明，只要脐左发现压痛而投以活血行瘀，往往其效如响。

　　浙江瑞安名老中医张常春先生在《伤寒论临证杂录》中，曾详细谈到其对此法的运用经验。

　　鄙人40年前曾无故间断咯血，有时对着镜子张口观望，只见鲜血从鼻咽部降下，持续数月，其他症征一概缺如。

　　自思此种情景绝非寻常，恐日后有恶变之虑，而本人业医，深知目前检查手段不能探求其理。乃自行腹诊，发现脐左明显触痛，服抵当汤1剂，药后半晌，下腹痛如刀剜，随后便下黑粪得以缓解，继而腹痛又作，复得黑粪

167

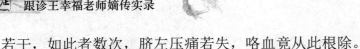

若干，如此者数次，脐左压痛若失，咯血竟从此根除。

又如河南泰康教育局申俊卿，因脑震荡遗留记忆减退，头晕目眩，百治罔效，鄙诊得脐左触痛，投以抵当汤后康复如初。

再如某女，44岁，已行节育术，原居瑞安县梓岙乡竹溪村，有子14岁，是年初夏因发热于当地治疗，不幸于注射药物时突然身亡，合家悲痛欲绝，经有关部门同意，允其复通输卵管，然术后下腹及乳房持续胀痛，经水停闭数月不至，因脐左压痛明显，给服抵当汤，诊治2次，胀痛悉除，不久月经复来，年内即怀孕，后顺产一男，至今已长大成人，真是悲中有喜，喜从悲来，令人感叹世间之事无奇不有。

还有同一乡女子，嫁给近邻岩下村，竟然连续3胎均在分娩后1天内新生儿死去，医院无法测知原因，求治于鄙人，经查左部触痛，告之病根可能即在于此，遂给予抵当汤，不料妊娠7月之际，因夫妇争吵，一时烦恼喝下农药自尽，鄙人深为惋惜，幸经医院抢救生还，随之足月顺产，母子均甚安康，此必抵当汤消除瘀血之效，决非农药或用阿托品、碘解磷定之功可知也。此等例子不胜枚举。

又按《金匮要略》第二十一篇中云："产妇腹痛，法当以枳实芍药散；假令不愈者，此为腹中有干血着脐下，宜下瘀血汤主之。"可见脐下压痛也是瘀血之佐证，唯其概率相比脐左部较少而已。临床正宜互为补充，免致遗漏。

此外，《阳明篇》中说："其人喜忘者，必有蓄血。所以然者，本有久瘀血，故令喜忘；屎虽硬，大便反易，其色必黑者，宜抵当汤下之。"《金匮要略》第十六篇中有言："病患胸满，唇痿舌青，口燥，但欲漱水不欲咽，无寒热，脉微大来迟，腹不满，其人言我满，为有瘀血。"所提健忘、粪黑、唇色痿黯边瘀斑、自觉腹胀、脉象迟缓等症，均可作为诊断瘀血时的参考。

我在临床上曾治一女，24岁，因小腹经常隐痛，求治于多家医院，内科大夫说是慢性结肠炎，妇科大夫说是附件炎，又是打针输液，又是吃药艾灸，均不见效。经人介绍求诊于余。刻诊：舌暗苔薄白，脉弦细濡，饮食月经正常，无大量白带，大便时干时溏，述说小腹经常隐隐作痛，查右少腹麦克伯尼点无压痛，左少腹有压痛，结合以往用药情况，排除了慢性阑尾炎和肠粘连及附件炎、结肠炎等病，学习汤本求真经验和仲景教诲，直断为瘀血证。处方：少腹逐瘀汤和活络效灵丹。小茴香 10g，干姜 10g，延胡索 20g，当归 30g，川芎 15g，肉桂 6g，赤芍 15g，蒲黄 15g，五灵脂（炒）15g，丹参 30g，制乳香、制没药各 10g，红藤 30g，怀牛膝 15g。7 剂，水煎，每日 1 剂，分 3 次服。

1 周后，复诊，说吃完第一二剂药后小肚子有些痛，一天拉了二三次黑稀粪，以后几天再没有肚子痛过。效不更方，又续服上方 3 剂，要求 2 天吃 1 剂，每天上、下午各服 1 次，后追访彻底痊愈，小肚子未再痛过。(《古道瘦马医案》)

实践证明，按压左少腹疼痛诊断瘀血证是一个可靠的办法，简单实用，值得临床推广运用。

 ## 简易诊脉术

脉诊在我国有悠久的历史，它是我国古代医学家长期医疗实践的经验总结。《史记》中记载的春秋战国时期的名医扁鹊，便是以精于望、闻、问、切的方法特别是以脉诊著名的。

临床上要有效地治疗疾病，首先必须有正确的诊断。现代医学利用科学技术的有关成就，诊断疾病的手段越来越多了。但在古代，医生诊病主要靠眼望、口问、耳听、鼻闻、手摸等方法。这在古代世界许多国家几乎都是这样，而且各国都有自己丰富的经验。我国古代医学在诊断疾病方面采用的脉诊，是一项独特诊法。脉诊又叫切脉，是中医四诊（望、闻、问、切）之一，也是辨证论治的一种不可少的客观依据。但是纵观中医文献，脉诊学说汗牛充栋，既不好学，又不易掌握，学生很是无奈，这里为大家介绍一种简易实用的诊脉术。

脉诊最简单，只需要分辨：

（1）有力无力——辨阳气足不足。

（2）脉体大小——辨阴血足不足。

（3）脉位浮沉——辨阳气在表在里。

如此而已，就足够辨证了。

脉浮：为阳气在表攻邪（有力），或者阳气不足（无力），或者夏天阳气行表。

脉沉：为阳气在里攻邪（有力），或者阳气不足（无力），或者冬天阳气行里。

脉浮而阳气不足（无力）者，气不收敛，发散在外。

脉沉而阳气不足（无力）者，气不外散，能归本位。

辨证要点，其实就是：

（1）能量的多少（足不足）。

（2）能量的方向（升或降）。

与《万病至简论》所论六经实质是一致的。

上为总论，以下分论之。

分者，分部以论：左手候阴血，右手候阳气，或谓：左手候能量的储存，右手候能量的制造。

左手（寸）心（关）肝（尺）肾阴，心运血，肝藏血，血之精华入肾阴。

右手（寸）肺（关）脾（肾）肾阳，肺运气，脾生气，肾之阳化精为气。

男为阳，气盛，故右手脉盛于左手脉。

女为阴，血盛，故左手脉盛于右手脉。

此为男女之常脉。

有妇女右脉强于左脉，当作何论？

服药前，当辨证为用阳过度，不能收敛，寸尺多浮。

服药后，当辨证为阳气得助，加快运化中，寸尺多沉。

同时可见，两手关脉最强。

右关为脾胃，主能量吸收加强（脾主运化）。

左关为肝脉，主能量收藏加强（肝主藏血）。

前提很重要，是否服药，同样的证，辨证意义完全不同。

阳之要，在于能降，寸脉位于上（表），阳位，当以收敛沉降为顺，中取可得。

阳之要，在于能敛，尺脉位于下（里），阴位，当以收敛固密为顺，重取可得。

阳之要，在于能运，关脉位于中（中），中位，当以鼓荡滑畅为顺，轻取可得。

简言之，两头小，中间大——现代社会最佳之财富（能量）结构，谓之橄榄形。

辨证运用。

首辨能量足不足，再辨能量是否收藏（相火是否归位，阳明降与否，升降调与否）。

能量足否，脉管之大小，有力无力而已，不必详论。

相火者，根于肾，先发动于肝，故相火不位者，肝脉必弦多兼紧有力（气攻之象）。

相火归位兼能量充足者，肝脉虽弦，但有柔和节律之象（犹将军之不怒自威）。

但越用力下按，反弹之力越盛（犹太极高手，表面柔和，内里刚劲，敌强我越强）。

用阳者，寸脉必浮，相火不位者，寸脉亦浮（阳气不敛上散故也）如何区别？

短时用阳者（说话，运动，用神等），短时静养休息寸脉即可归于收敛。

相火不位者（长期阳散，类于用阳），短时静养寸脉亦不会收敛。

相火根于肾，则相火不位者，尺脉多偏浮（肾水为母，肝木为子，子败家挥霍不够用，就必须调用母亲的存款了）。

若静坐后，寸脉仍浮，即为阳明不降，相火不位，即可推断：失眠多梦，情绪焦躁，眼干喉痒耳鸣——脉而知之。

寸脉浮，同时尺脉亦浮，相火不位即可确诊无疑，尺脉浮为长期阳气外散的确凿证据。

左手尺脉（肾阴）无者，绝经、闭经、断经、轻者、经量少。

右手尺脉（肾阳）无者，阳痿、性冷淡、不孕、流产、痛经、手足冰冷、抑郁症、失忆症、肌无力、尿频。

其余根据所属脏腑功能类推，至简者，不论脏腑，但以阳虚诸证推断即可。

【附1】老牛脉学

实用脉诊分：大小、快慢、硬软、浮沉、匀乱 10 种，有人要问了，书上有几十种，您的才 10 种，有否搞错？错不了！这是我老牛脉学，多了多余，少了不够，看下去就知了。

（1）大小：管察气，大气旺，小气虚（看多简便）。

（2）快慢：管察精，快精虚，慢精足（现在脉慢的人不多了，只有初中生、军人、运动员了）。

（3）硬软：管察火，硬火多，软火少（太简便了）。

（4）浮沉：管表里（亦可说阴阳），浮表证，沉里证（一目了然，简单得不可思议）。

（5）匀乱：管察安危，匀则生命及心脏平安，乱则生命及心脏危险（太直观了）。

实用举例：

如肝硬化的脉：快、小、硬、沉（两关独居中）。套入脉理，则为精亏，气虚，火多，里即病在内脏，两关微浮一些，为气火位于肝胃（我又把它戏为黄豆脉，一切癌症、艾滋病、白血病均为黄豆脉），你叫我看病，不用你出声，我一看脉就能说出你有什么病，好玩吧？

比如感冒的脉：大，浮，硬，快，套入脉理，为气旺，病表（表即躯体感冒属表证）火多，精亏，看到这样的脉，你说你肚痛，那你在说谎，一摸你的脉，你体内隐藏的病，便无处躲藏，现形毕露。

何为脉大何为脉小？找十几个人来摸摸不就知道了，比如黄豆绿豆，黄豆大，绿豆小，米粒更小，对不对？人的脉的大小基本如此了，但也有比黄豆大的，如运动员、武术练习者、战士等，也有比米粒小得多的，如将死的老人。大大小小还与各人大小成比例的，只要摸多了就能心中有数了。

快慢匀乱是看整体的，不可能这边脉快了，那边脉慢了，同一个心脏供血的嘛，快慢是看每分钟跳动的次数，匀乱是看跳动的频率，是均匀的，还是不均匀的，明白没？

浮沉软硬大小：它们出现的部位就很零乱了，它们有不同的变化组合，不同的变化组合诊断出不同的病症，因篇幅太大就不一一介绍了，浮沉是看位置，轻摸即见为浮，重按才见为沉，软硬看力度大小，硬硬实实为硬，空空软软为软，大小看形状，感觉它的管道大为大，感觉它的管道小则为小，明白没？

现在向你介绍两个重要的脉组，一个是显示健康为良性循环的脉组；一个是显示健康为恶性循环的脉组。

良性循环脉：两寸浮，两关中，两尺微沉。我又叫它为英雄脉（运动员、战士多为这种脉），当你有这种脉时，吃得，打得，性欲强烈，周身舒服无病，红光满脸，神采奕奕。我们治病的目的，就是把各种脉修整成这种脉，当这种脉出现时，便可停止一切服药，只是每天坚持一些体育运动就成了。

恶性循环脉：两寸沉，两关中，两尺微浮，我又叫它跳水脉，得这种脉的人，身体就开始逐渐变差啦，浑身无力，头晕眼花，稍微动作便心跳气喘，不想吃饭啦，腰酸脚软，毫无性欲等。这时就要用药物把它扭转过来啦。

这是身体健康的脉，属良性循环脉。脉跳自古以来定每呼吸4跳，即每分钟60跳，但现在的环境不可能了，水源污染，空气缺氧，花天酒地，每分钟72～80跳都不错了，算是很健康的了，每分钟跳60跳的只有到部队或运动员里去寻找了，我以前的最好成绩是58跳，你现在是多少跳？脉跳次数在脉诊中为第一重要数据。世上可以说没有慢脉了，我摸了46年的脉，未曾摸到过每呼吸3跳的，脉快的就多了，百二百三的多的是。慢的就不说了，超过80跳的为精亏症，越快越亏。

如何自我测定？（男女适用）

12－60岁：每分钟脉跳50（特足）、60（充足）、70（一般）、80（亏）、

90（大亏）、100（特亏）、110（空）、生命危险。

【附2】妇人脉诊探究

连建伟，教授，国家级名中医，博士生导师。18岁即开始行医，师从诸多名医。1978年考入北京中医药大学，攻读硕士研究生，师从王绵之、岳美中等多位名师，精研《伤寒论》《金匮要略》及历代方书，著述颇丰。临床以内科杂病和妇科病为主。治病强调脉症合参，知常达变。本文主要记载了连建伟教授妇人脉诊的临床经验体会。他认为妇人脉诊亦遵循脉诊的一般原则，但因妇人有经、带、胎、产等特有的生理变化和疾病，脉象也会随之发生变化。本文从月经脉、带下脉、妊娠脉、临产脉、产后脉、男女胎识别法等方面对其进行了深入探讨，冀能发现妇人脉诊的一般规律，以飨同道。

妇人脉诊亦遵循脉诊的一般原则，但因妇人有经、带、胎、产等特有的生理变化和疾病，脉象也会随之发生变化。《千金翼方》曰："凡妇人脉，常欲濡弱于丈夫。男左大为顺，女右大为顺。"丹溪亦云："男子病，右脉充于左者，有胃气也，病虽重可治；女子病，左脉充于右者，有胃气也，病虽重可治。"《四诊抉微》载："按诊者，诊男先诊左，诊女先诊右。非男女经脉有别也，从其阴阳，以察其盛衰也。"吾师亦认为，一般妇人脉较男子略濡弱，而且右脉大于左脉，诊脉时顺序以先右后左为宜。

（1）月经脉：女子左关尺脉，忽洪大于右手，见心烦乳胀，口不苦，身不热，腹不胀，是月经将至的表现；经血来潮，脉象转缓。

月经先期、经血过多，脉来洪大或滑数，此为冲任有热，可用四物汤加黄芩、石膏等以清冲任之热；经水先期、经血少，脉来细数，多为肾中火旺而阴水亏也，可拟知柏地黄丸加减；月经先期，量多色淡，神疲，懒言，脉细弱，此为脾虚不固，可用圣愈汤加减；月经后期，经血过少，脉来沉细而弱，为阳虚内寒而致，可用大营煎加减；月经先后无定期，脉弦，此为肝气郁结也，可用柴胡疏肝散或逍遥散加减。

痛经一证，临床所见，虚少而实多，实证多为气滞、血瘀所致，虚证多为气血虚弱所致。行经时少腹胀痛，脉弦者，此为肝气郁结也，可用柴胡疏肝散或逍遥散加减治之。而血瘀一证，又有属寒属热之不同。大凡寒凝血脉者，经行多后期，少腹冷痛，经水中有紫黯色瘀块，脉来沉迟或涩，可用王清任少腹逐瘀汤调治；瘀热痛经，常见经行前期，少腹疼痛拒按，经水中有紫红色瘀块，脉来实大而数，吾师以自制之二丹桃红四物汤（桃红四物汤加牡丹皮、丹参）治之。

妇人闭经有虚实之分，脉来细涩，或细弱，或尺脉微，多为冲任虚亏、精血不足的虚闭证，可用归脾汤或十全大补汤加减；脉来弦涩，多为邪气阻滞之实闭证，可用桃红四物汤或下瘀血汤等加减治疗。

血崩不止，脉多见芤，可用独参汤以救之；漏下不止，量多色淡，脉来细弱，可用归脾汤或圣愈汤之属治之；漏下不止，五心烦热，脉来细数，可用知柏地黄丸加减治疗。

（2）带下脉：带下病一证，吾师多遵傅青主。带下色白，清稀如涕，脉缓或濡弱，多为脾虚肝郁，带脉失约，湿浊下注所致，可拟完带汤加减；若带下色黄，宛如浓茶，脉来滑数，多为湿热下注，损伤冲任所致，可以易黄汤治之；带下色青，稠黏不断，其气腥臭，脉来弦滑而数，多为肝郁湿热所致，可用加减逍遥散治之；带下色红，似血非血，烦躁易怒，脉左关弦数，右关稍缓，此为肝郁化火，横克脾土，湿热下注，与血俱下，可与清肝止淋汤治疗；带下色黑，气腥，伴有腹中疼痛，小便赤涩，烦热，喜冷饮，脉来洪大，此为胃火太旺，与命门、膀胱、三焦之火合而煎熬所致，可用利火汤治之。

（3）妊娠脉：已婚妇人平素月经正常，婚后停经二三月，脉来滑数冲和，左寸动甚，伴有嗜酸或者呕吐等表现，为受孕怀胎之候。

《素问·平人气象论》："手少阴脉动甚者，妊子也。"仲景云："妇人脉滑数而经断者为有孕。"《脉经》亦云："三部脉浮沉正等，按之无绝者，有妊也。"

妊娠脉须与闭经脉相鉴别：妊娠脉必滑数冲和，而闭经虚证多为精血不足而脉细弱，可予十全大补汤治之；实证或因痰湿阻滞、冲任不利所致，其脉虽滑，但多兼弦，可用温胆汤或导痰汤加减治疗；或因瘀血阻滞，其脉多涩，可用桃红四物汤或温经汤或少腹逐瘀汤治之。

（4）临产脉：《诸病源候论》曰："孕妇诊其尺脉。转急如切绳转珠者，即产也。"《脉经》："妇人怀妊离经，其脉浮，设腹痛引腰脊，为今欲生也，但离经者，不病也。"《医存》云："妇人两中指顶节之两旁，非正产时则无脉，不可临盆。若此处脉跳，腹连腰痛，一阵紧一阵，二目乱出金花，乃正产时也。"吾师深以为是。

（5）产后脉：妇人产后气血亏虚，故脉象多为虚缓平和。《四诊抉微》云："新产之脉，沉细缓为吉，实大弦牢，其凶可明。"脉细弱伴乳汁不足，为气血虚弱之候，可用八珍汤或十全大补汤治之；脉弦而见乳汁量少，多属肝气郁结，可用柴胡疏肝散或逍遥散治疗；脉弦紧伴腹痛，恶露不下，多为寒凝气滞，可予生化汤尝之。

（6）男女胎识别法：如何识别孕男孕女，古代医籍有诸多记载。《脉经》云："妇人，妊娠四月，欲知男女法：左疾为男，右疾为女，俱疾为生二子。"又"左手沉实为男，右手浮大为女。左右手俱沉实，为生二男，左右手俱浮大，为生二女"。又云："尺脉左偏大为男，右偏大为女。"《四诊抉微》记载："妊娠，其脉三部俱滑大而疾，在左则男，在右则女。"吾师以为，一般而言，左脉滑数甚则为男，右脉滑数甚则为女，但临证时切勿将诊断结果告诉求诊者。（互联网整理）

"舌边白涎"诊法很实用

舌边白涎，是在舌之两侧边缘约 5mm 处，各有一条白涎聚凝而成的线索状泡沫带，由舌尖的两侧向内伸延可达寸许，清晰可见，不难辨认。有因患者言语、饮食顿可消失者，但静候片刻，即可复出。

朱良春老师指出："舌边白涎乃痰湿凝阻，气机郁结之征也，虽见之于舌，若审其内，证自可见。"临床上朱师常以此为痰气郁结之征，以豁痰渗湿、调气开郁之法辨证论治，屡屡获效。征诸古籍，未见记载，殊堪珍视。

自从学习了朱良春老师这一独特新颖的诊法,验证于临床颇感简洁实用,直观方便。我曾治一吕姓抑郁症妇女,49岁,喜泣易悲,多疑敏感,失眠多梦,胸胁闷胀,脉浮滑濡,舌淡白,在舌之两侧边缘约5mm处,各有一条白涎聚凝而成的线索状泡沫带,由舌尖的两侧向内伸延可达寸许,清晰可见,明显的舌边白涎征。看到这里,运用朱师之法,直断为肝气不疏,痰湿郁结,气机不畅。处方:逍遥散合二仙汤加减。柴胡10g,当归10g,白芍10g,茯苓50g,泽泻30g,苍术15g,麻黄3g,郁金12g,淫羊藿15g,仙茅10g,巴戟天12g,清半夏、法半夏各60g,青皮、陈皮各10g,生姜6片,甘草6g。7剂,水煎,每日1剂,分3次服。

1周后复诊,诸症大减,情绪稳定,舌上白涎消失,效不更方,续服7剂,基本痊愈,后以二仙汤、温胆汤、礞石滚痰丸合方为水丸,继续治疗抑郁症至彻底痊愈。(《古道瘦马医案》)

舌边白涎诊法简单可靠,朱师为传承此法特举例如下。

验案1　气凝结案

徐某,女,32岁,1965年4月16日诊。

喉中如有炙脔,咽之不下,咯之不出,检视无异常。苔白,舌边有白涎两条,脉细。此梅核气也,起于痰气凝结。治拟理气化痰。制厚朴3g,姜半夏6g,化橘红5g,旋覆花9g,玫瑰花10g,生白芍9g,合欢皮12g,甘草3g。上方服5剂,并嘱患者怡性悦情。药后喉中异物感与舌边白涎均消失。

验案2　痰湿中阻案

周某,女性,22岁,1965年8月7日诊。

疟疾后1周,痰湿未化,脾胃不和,头眩神疲,纳呆,肠鸣泄泻,苔白腻,舌边有白涎两条,脉濡细。法当化痰湿,和中。藿香、佩兰各6g,苍术皮5g,广木香10g,山楂炭12g,车前子9g,姜半夏5g,熟薏苡仁12g,六一散9g。服3剂,舌边白涎消失,病情趋复。

验案 3 脾虚痰蕴案

刘某，男性，25岁，1965年6月27日诊。

头晕神疲，四肢倦怠，口黏时渗涎沫，纳呆，嗜睡，苔白腻，舌边有白涎两条。此脾虚湿困，痰浊蕴中，运化失司。治拟燥湿运脾，以化痰浊。焦白术6g，怀山药15g，姜半夏6g，制厚朴3g，陈皮6g，熟薏苡仁12g，白蔻仁3g，香橼皮6g。服3剂，脾虚渐复，舌边白涎消失，仍予健脾化湿法调治而愈。

验案 4 痰阻清窍案

任某，男性，50岁，1965年9月15日诊。

眩晕宿疾，作则视物旋转，耳鸣呕吐，苔白腻而厚，舌边有白涎两条，脉弦滑。盖无痰不作眩，证属痰湿逗留，阻遏清窍。法当渗化痰湿，以利清窍。代赭石15g，旋覆花10g，焦白术10g，泽泻15g，杭白芍10g，灵磁石15g，姜半夏9g，黄菊花5g，车前子15g。进上方3剂而愈。

肝性腹胀临床诊治要分清

脘腹胀满一症临床很常见，一般可以分为实胀虚胀，寒胀热胀，大家治的比较多，常用枳壳、厚朴、香橼、佛手等一类行气导滞药就能解决。

但是，临床上还有一类肝性腹胀也比较常见，用上法往往不灵，从而导致医者束手无策。其实治疗无效，还是因为没有掌握这种腹胀的特点，诊断不清，所以治疗也不利。

一般腹胀常是饭后饱胀，不吃不胀，一吃就胀，其问题出在胃肠，故用一般行气药就能解决。肝性腹胀就不一样，其主要特点是不吃也胀，尤其是晚上胀的明显。实际上是肝不疏泄，气机不利。对此种腹胀我过去治疗也是颇不得手，用遍行气药，了无过功，久治不愈，很是挠头。后来学习了印会河老中医治疗这方面的经验，才会治这种腹胀病，而且疗效显著。现推荐给大家，下面就附上印老的原文以飨读者。

论肝性腹胀

综观肝性腹胀是有肝炎病史，而后出现以腹胀为主症的一种病证。

其中有的是肝痛和消化道症状已经消失，检查肝功亦基本正常，但也有的是肝功尚未恢复，肝痛和消化道症状继续存在，更有的病人，是从来未发现过肝炎，但初起即以腹胀为主，而使用中药、西药治疗腹胀，日久不见功效者（这种病例，为数不甚多，有可能患过隐性肝炎）。

这种肝性腹胀的特征，一般不受饮食的影响，即不是在饮食之后，亦同样有腹胀发生，而且这种腹胀常常不因矢气或嗳噫而有所减轻，其症状一般以晚间为重。

肝性腹胀在现代医学上，多数是属于慢性肝炎、迁延性肝炎或早期肝硬化的阶段。肝炎初起见者不多，有时乙型肝炎亦可见之。

从中医辨证来看，往往是由于血结于肝，由肝血瘀阻而发展至气滞不行的阶段。有的除自觉腹胀以外，还可出现腹皮膨大，但叩之无移动性浊音，腹腔尚未积水，中医见到这种情况，一般称为"气臌"，是"水臌"（晚期肝硬化腹水期）的前期症状，失治则易生腹水。

根据笔者多年从事中医内科临床工作的长期观察，肝炎特别是无黄疸型肝炎的早期见症，最多是以肝区（右胁）定痛、压痛和肝肿等为主。中医一般认为这种定痛、压痛是由瘀血所造成，而肝肿则是"积症"为病，此积症乃是血瘀而起。

在这一病程阶段，笔者最常用的治疗方法，一般是以疏肝理血为主，常用的方剂是逍遥散加减法（加活血行瘀和清热解毒药物，一般不用健脾之品），疗效基本是可靠的。若此时失治或调治不当，则其病可以由血瘀而转生气滞，并可以因肝气横逆而干犯脾胃，故其所表现的症状重点即在于腹胀。

有的胀重在脘腹，但亦有上起胃脘胸胁，下迄少腹，同时见有胀满，甚至出现腹皮膨大者，若再治不如法或失于治疗，则病由气滞而又可转变成为水停，即气不行则水湿不行的原理，进一步发展成为水停腹中，发为臌胀（又名单腹胀），最后至于"鸡头牛腹"的"蜘蛛臌"（指头面、四肢、胸胁等部瘦小，而腹独大）阶段，因正虚邪实，昏迷、出血等而造成死亡。亦有经过救治而邪消正长，水去胀除而回生者。不过病至臌胀（肝硬化晚期腹水）阶段，就有相当一部分病人会因肝所受的破坏过大而致不救。

根据笔者对肝性腹胀的认识，结合临床治疗的实际经验，分析标本缓急，从而确认本病的病本在血，以血瘀在肝为本。

在初起肝肿、肝痛阶段，即已种下肝中瘀血的病根，故其治疗原则亦以治肝治血、活血行瘀为主（因此阶段，非关本文重点，故论治内容从略），若由血瘀在肝进而发展成为气滞于肝，则出现了腹胀为主的症状，从而可以测知本病血瘀，必然是有所加深加痼，为此，在前用方逍遥散加减的基础上，必须加强其祛瘀活血的作用。同时因为病至肝性腹胀阶段，必然是其病较初病肝炎阶段既深且久，故而加强磨化久瘀的虫类、介类药亦属势在必行。

更有一层，此病的主症已在腹胀，而腹胀的出现，又端在于气（滞气主胀，瘀血主痛），这种气滞乃由瘀血在肝所产生，它和胃肠道的滞气不同，故而一般行气、理气、下气、破气之类的药物，如木香、槟榔、青皮、陈皮、厚朴、香附、紫苏叶、紫苏梗、砂仁、豆蔻、枳实、枳壳、莱菔子等药物，根据经验，对它几乎不起作用。从多次失败中找到的一条出路，证明这种气胀，只有从三焦这条"元气之所终始"的"气道"中加以驱除。

考三焦这一"孤府"，它上通于肺，下达膀胱，而肺乃是主周身之气的，故欲治三焦，使"气道"通畅，势不能舍开理肺气而它求。为此，笔者想到紫菀、桔梗这两味药，在临床常用在呼吸道气郁、气闭，由气不主宣而造成气逆喘咳痰出不爽的多种疾病中，常常是行之有效的，故而笔者就选用了这两味药，作为开利肺气、以通三焦的主要药物。并结合肝炎初起时的常用方逍遥散加减及治久瘀所习用的介类药物，于是便组成了笔者治疗肝性腹胀的"抓主症"用方，命名为疏肝开肺方，定药如下：柴胡10g，赤芍30g，当归15g，丹参30g，生牡蛎30g，广郁金10g，川楝子12g，桃仁10g，土鳖虫10g，紫菀10g，桔梗10g。

本方用柴胡、赤芍、当归、丹参、广郁金仍守治肝治血之本；川楝子是泄肝气以祛痛的，取气为血帅，气行则血行之意；桃仁破血行瘀，以泄血结；

土鳖虫、生牡蛎，是虫、介类药物，能磨化久瘀，软坚消积，对血积深痼，尤为宜用。紫菀、桔梗，则从治肝治血的基础上开利肺气，使三焦通利，气畅其流，从而消除腹胀。在本方中，后两味药是不可缺的。若因气滞而出现水停，发为臌胀者，则于本方中加入葶苈子10g，椒目10g，以通利水道，使三焦发挥其另一功能——行水的通路，有时对晚期肝硬化腹水期，亦能取得效果，但治疗效果的可靠性已远不如肝性腹胀的阶段。故治疗这类疾病，在抓紧战机这一问题上还是十分必要的。

本方经使用多年，愈病动以百计，特总结于此，以飨同道。

总结：肝性腹胀系笔者于1983年根据《内经》《难经》及古典医籍中有关论述，结合家传及多年临床经验而提出的，相当于肝炎、肝硬化的腹胀。提出治肝治血为本，治气治水为标的标本兼顾法——开肺气、利三焦、活血化瘀，在此基础上拟定消臌汤为基本方。

由于慢性肝炎、肝硬化没有明确的分界线，故以本药治疗多种慢性肝炎亦同样收到可喜疗效。中医认为肝为藏血之脏，西医则认为肝有类似血库的作用。可知血的出入于肝是不可少的，本品以化瘀软坚为主，活血是其前提，对促进肝血的活动和消除其活动的障碍，从理论到临床实践，都有其较深意义。

验案 1　早期肝硬化腹胀

高某，男，45岁，本市某医院病人。患肝硬化5年（经本市某医院确诊），病除检有肝脾大，肝中等以上硬度，食管静脉曲张等以外，自诉以大腹胀满最为痛苦。历经中西医长期治疗，从未一效。来诊时面色晦暗，身体羸瘦，纳少便溏，精神委靡不振。舌质青紫，苔白，脉弦细。病由肝血瘀结，气道受阻引起，证属肝性腹胀，治宜疏肝开肺，以利三焦。方用：柴胡10g，赤芍30g，当归15g，丹参15g，生牡蛎（先下）60g，广郁金10g，桃仁10g，土鳖虫10g，川楝子12g，桔梗10g，紫菀10g。

本病因坚积深痼，故加重牡蛎，减丹参量。（本案系进修生金汉明整理）

验案 2　不明原因腹胀

孟某，男，62岁。河北省某县医院门诊病人。患腹胀6个月余，从未发现过肝炎病史。经多方使用西药治疗（病人的儿子，即为当地西医内科大夫）无效，后又改请当地中医治疗，服过中药较长时间，腹胀有增无减。且腹皮日见增大（但无移动性浊音，未出现腹水）。检视前服中处方，类皆行气、破气、理气之剂，询病人两胁之部，不觉有痛感及不适，检肝、脾亦均正常大小，肝功未见异常，舌苔略腻，故初诊时即未按肝性腹胀论治，而用平陈汤（即平胃散、二陈汤的合方）加减治之，借以燥湿和胃，以畅气机，乃药入如饮白水，不效依然。在不得已的情况下，试以前方治肝性腹胀之方治之，令服5剂，病人来复诊时则谓：此方服后，一剂知、二剂退，五剂服毕，则病已霍然而愈。观察6个月，病未复作。从此以后，我遇有不明原因腹胀，久治不愈者；辄以此方投之，亦能收同样效果。

第五讲　医话启迪

一名医生最得意、最拿手的医技，一般要公布出来，传播于世，都会以医话的形式告之于众。此点学医最为珍重。本讲就是先生比较欣赏的部分名医医话摘抄，并附有自己实践的体会与认识，有绝佳的启示之功。

 ## 女子以肝为先天

回忆初涉临床时观摩某位何姓医生诊病，所治的门诊病人中以20—50岁的妇女为多。问其服药之后的效果则常说："服何医生的药舒服。"后留意于何医生处方，大多是疏肝理气药如柴胡、青皮、枳壳、香橼、香附、陈皮、木香等，养血活血药如当归、白芍、川芎、桃仁、红花等。另一部分必用之药，乃养肝肾、益肝阴、补肝血之品，如何首乌、桑寄生、鸡血藤、首乌藤、续断、枸杞子、怀牛膝等。由此而明白：治妇人当疏肝理气、活血化瘀、健脾调肾，但重要之处，必须用养肝、柔肝之品。

《临证指南医案》说："女子以肝为先天。"妇女以血为重，行经耗血，妊娠血聚养胎，分娩出血，以致女子有余于气而不足于血。"冲为血海，任主胞胎"，《医学真传》说："盖冲任之血，肝所主也。"故冲任二脉与女子生理功能紧密相关，肝主疏泄，可调节冲任二脉生理活动，助任脉通，太冲脉

183

盛，月事以时下，带下分泌正常，妊娠孕育，分娩顺利。因此，所谓调理冲、任，实际上就是调肝。（《重庆名医证治心悟——戴裕光》）

古道瘦马体悟

这是重庆名老中医医案医话集中的一段话，专讲妇科病治疗，语言朴实，总结扼要。回头看我们治疗妇科病，为什么常用桃红四物汤、逍遥散、定经汤之类，至此就全明白了。这些认识并非凭空而来，完全是经验的总结，理论的升华。作为一个中医者，不但要注重实践经验，而且还要善于用理论指导具体的医疗活动，治妇人当疏肝理气、活血化瘀、健脾调肾，但重要之处，必须用养肝、柔肝之品。只有这样才能游刃有余地处理好各种妇科疑难杂症。

一例顽固性呃逆的治疗经过

验案 患者陈某，49岁，干部。某年6月，患外感风寒，头痛身痛食欲缺乏，医以辛温解表药治之，外症悉解。转见呃逆频作，医以丁香柿蒂汤合针灸治之，症不少减。急转西医治疗，初服镇静药，能控制1小时左右呃逆不作，继则虽加大剂量亦只能维持30分钟许，甚则仅十几分钟、几分钟。呃逆日夜不休，汤水难入，得食则吐，辅以输液维持代谢。如此3昼夜，患者不胜其苦。神倦恶寒，又兼惶惧，体力难支。虽时值盛夏，卧必厚被，起必棉衣。

邀余往治，诊见面色憔悴，少气懒言，脉细数无力，苔白厚，舌淡少神。诊为呃逆。辨证为阴津不足，阳气大虚，胃气上逆。补虚则气逆愈甚，降则正气难支，治疗颇感棘手。

因考虑《伤寒论》68条有"发汗病不解，反恶寒者，虚故也，芍药甘草附子汤主之"之文，与患者发病及治疗经过相同，现症"恶寒"亦具；所不同者，唯呃逆不休。而呃逆不休又是患者当前最紧急、最关键之症，必须顿挫其势，方能化险为夷。于是拟芍药甘草附子汤加味治之。

处方：白芍60g，制附片（先煎30分钟）15g，甘草15g，枳实15g，生大黄（后下）12g。水煎2次，混匀。嘱先饮10ml，隔5分钟再饮如前量。

如此1小时许，呃逆连声减少，间隔时间延长，嘱药量逐增，服药时间逐延。

3小时后，患者腹中微痛，解出稀便。嘱徐进稀粥半碗，幸已不吐。

6小时后，呃逆次数更减。原方减大黄量为6g再进，此后又微泻2次。

12小时后，呃逆须经1～2小时始可闻二三声，能顺利进粥。家人求高效心切，见患者已能经受车旅之劳，即送往成都华西医大附院治疗。车行至金堂地界，已历3时之久，呃逆一次未作。患者反思，中药既见速效，何必劳师远征，耗资耗力。坚持立即回车。随行者无奈，返县仍邀余治。历时3日，服药3剂，呃逆不作，夜眠安枕，能饱餐清淡之食，精神转佳，脉象和缓，舌象正常。即与八珍汤加陈皮、麦芽类药调治十余日而愈。（《李孔定医学三书》）

古道瘦马体悟

此症呃逆，即西医谓之膈肌痉挛。中医治此有名方丁香柿蒂汤、旋覆代赭汤等，只要对症了疗效也尚可。但是，临床上此症还是比较复杂的，有虚有实，有寒有热。一定要分别处之。此案给我的启示是，对于急性呃逆，或突发性呃逆，常法不效，可考虑从西医病理分析入手，用中药的解痉方药处理，大剂芍药甘草汤加减，记住，必须是大剂，芍药要用30～150g才行。这也是此案给我们的启示。我临床受此案影响，对于严重呃逆的治疗，常效法此案用大剂芍药甘草汤加刀豆、木瓜、薏苡仁等治之，即收速效。

小便失禁症别开生面的治法

验案 王某，女，37岁，教师。初诊：1986年7月6日。得遗尿症，不仅在睡眠中，即白天欲尿时亦不能控制，在情绪激动时立即思尿，余无异常。治以补肾固涩之剂。盖肾与膀胱合，肾虚则膀胱不约也。处方：熟地黄、怀山药各10g，山茱萸、桑螵蛸、芡实、金樱子、覆盆子各10g，茯苓12g，煅龙骨、煅牡蛎各15g。5剂。

二诊：7月11日。药后遗尿依旧，且尿时更增不爽之感，并无疼痛。窃思用补肾固涩之剂丝毫未见效果，应非虚证，结合患者在情绪激动时欲尿且不能自控，或与肝病有关，以"肝苦急"，急则疏泄太过，故小便不能自控。改拟柔肝缓急之剂，佐以固涩。处方：生白芍15g，炙甘草6g，制何首乌12g，芡实、金樱子、桑螵蛸各10g。5剂。

三诊：7月16日。服5剂后，遗尿已经控制。再以杞菊地黄丸合水陆二仙丹。早服杞菊地黄丸10g，淡盐汤送下，晚服水陆二仙丹。服法用量与杞菊地黄丸相同。（《孟景春临床经验集》）

古道瘦马体悟

　　遗尿一症的病机，一般责之肾与膀胱是无可非议的。《内经》有肾司二便，肾与膀胱为相合之脏腑，膀胱司小便，有"膀胱不利为癃，不约为遗尿"。但用补肾固涩之剂，未见效果，故抓住情绪激动时小便不能自控的症情，转而从肝论治。盖足厥阴肝的经脉病候所生病中有"遗溺""癃闭"。重用白芍和炙甘草缓肝急而获效。此案有三点提示：一是常法不效，应及时转变思维，多方思考，不要一条道走到黑；二是抓住病机治疗，往往是最简洁最有效的方法；三是调节此症不可拘泥于芍药甘草汤，多种思路，甘麦大枣汤也能治疗，理相通么。我在临床上就用此方治愈过类似遗尿症，且妇女最易患此类病，男子很少见，应引起注意。

面部黧黑用化水利湿法治愈

要说起面部黑斑和面黑，一般多从活血祛瘀入手，多数有效。但是这也不是唯一的治法。

验案　曾治一中年男子，36岁，求治面黧黑，纳差，阳痿等症。说在别处吃了好长时间的药，补肾壮阳，活血散结的药，都不管用。

刻诊：面色黧黑，整个似一个非洲黑人样，查舌胖大苔白腻，脉沉滑有力，手提一大水杯，不停饮用。询之，乃汽车培训教练，说整日在外曝晒，同一环境下，没见别人多黑，而自己确黑得出奇。细观面部不仅黑，而且发亮湿润。我曰此乃水饮证，乃处方小青龙汤合五苓散。桂枝15g，麻黄10g，干姜10g，白芍12g，甘草5g，细辛10g，清半夏30g，茯苓60g，猪苓15g，泽泻90g，苍术30g，羌活10g，草果10g，厚朴15g。10剂，水煎，每日1剂，分3次服。要求停止抱着水壶不停地喝水，渴了就喝，不渴不喝。

10天后复诊，面黑略有变化，已转向黑黄色，舌仍胖大，苔腻略减，效不更方，坚持服了上方60余剂，面色已不黑，但比起正常人还差些，尽管这样病人已是很满意了，说终于告别了别人常呼自己为"黑哥"的外号。同时，此间未用任何壮阳药，性功能亦恢复正常。舌质也不胖大，舌苔亦转薄，基本告愈。

此案之所以治疗成功，还是辨证准确的结果，抓住水饮上泛的病机，从本治疗。同时，这也是学习运用已故刘渡舟先生的经验。

刘渡舟教授从事中医临床及教学工作50余载，在长期的医疗实践中，积累了丰富的医疗经验。尤其是对水气上泛的病，诊断治疗独具创见。刘老认为本证临床表现有以下一些特征。

水舌：舌质淡嫩，舌苔水滑。这是由于阳气虚弱、水气不下而上，津液不化所致。

水色：即面色黧黑或面见水斑。所谓水斑，即见于天庭、鼻柱两侧、两颧、两颐、颏部的棕褐色或黑褐色斑点，其色暗滞。由于水之色黑，水邪为患，故面色黧黑；且水寒久客，而心不华面，荣卫凝泣，故面生"水斑"。这种色象在临床上往往被认为是瘀血征象。

脉沉弦：沉脉主水，弦脉主饮，二者皆属阴脉，反映水寒为病。

我临床就是学习吸取了刘老的辨证方法，不管什么病，只要辨为水饮证，即温阳化湿，健脾利水，多收佳效。此病例就是明证，可以说这也是中医异病同治的不二法门。

下法不畏男女老少

验案1 忆1940年6月，家母高热1周，口干，胸闷，汗出不断，进食很少，大便数日未下，曾服用辛凉解表剂和小陷胸汤，不见好转，反增烦躁，日夜不能合眼，欲吃冰块，置身冷水中，适有孙姓老医，为家君学友，素习《景岳全书》，诊毕即言属瘟疫，认为脉滑有力，舌苔黄厚，虽无芒刺也应攻下，处方大承气汤加味，大黄用了30g，嘱更衣后，饮1剂，分2次服。果然药下如神，解出软便秽物半盆，小水颜色如血，病去大半，事过3天便下床操持家务了。老人莞尔笑道，投药依据不是仿效吴又可，而由"四维"得来，且说《本草正》一百二十八条之论大黄，就已广采了古今经验。（《张志远临证七十年碎金录》）

验案2 1972年国庆节前夕，家母因过食膏粱厚味，夜脘腹剧痛，辗转反侧、痛苦万分，经吞服开胸顺气丸一包暂缓症状。次日仍胃痛胁痛不已，嗳腐厌食，腹部胀满，尿道涩痛，溲中带血，舌质绛，苔黄腻，口渴思饮，脉象弦有力，一派食积停聚，湿热蕴结之象。家母当年已是82岁高龄，病情发展如此迅猛，阖家惊骇。我反复思量，如投内金、三仙等消导之品，恐怕病重药轻，贻误病机。考虑再三，遂与消食和胃之品中，加入熟牵牛20g，仅服1剂，症状大减，继服1剂，病趋稳定遂停服汤剂，仅以米粥调理而告全愈。（《刘绍勋医话》）

古道瘦马体悟

临床上现在用攻下法的医生已不多见了，更不要说老人小孩了。这实在是一个遗憾，也是中医取得一剂知，二剂已疗效影响的损失。通过上述两位已耄耋之年的名老中医自述治疗家母的案例，应引起我们的深思。中医治疗有八法，攻下就属其中之一，后学者不应废之。其实此法很实用，也很安全，只要认准证，立见功效。

我曾治一4岁小儿，男性，患咳喘鼻衄近3个多月，多医百治不应，我接手后，也是先走老套，清热、化痰、平喘，两诊7剂药，仅症状减轻，仍是不愈，夜咳重，偶鼻出血，大便干，思之良久，恍悟此乃阳明证也，下之即愈。

出方大柴胡汤加当归，其中生大黄用了10g，后下，2天后解下大便1次，仍不稀。但咳嗽明显减少，还是有点胆小，再续3剂，其中大黄用到25g，1剂后即泻大便2～3次，3剂服完，多日咳喘痊愈。内火热结一撤，咳喘鼻衄即愈，真乃神速。

由此可见，该用下法而不用，反而只知清法，技薄也，效少也。作为一个临床医生一定胆大心细，智圆行方，该出手时就出手，不可拘泥死板。但是也要提醒一句，下法虽好，但也要对证，千万不要学"神医"胡万林，什么人，什么病都是一大碗芒硝大黄水，最后把自己也神到了"四堵墙"里去了。

虫药虽好不可滥用

临床运用虫类药，适用范围很广，主治病种甚多，疗效确实不错。不过，不能滥用，用之不当，亦是适得其反，遗祸无穷。

一要辨证地用。脑栓塞的病人，往往留下肢体偏瘫，半身不遂，用通络药，选择虫类药，如蜈蚣、全蝎、蛇类等，配合得当是必不可少的，这类虫药可以通血活络，疏通筋络，起到很好的活血化瘀作用。但蜈蚣、全蝎除了其毒性之外，均属温燥之品，如病者有内热、有痰热，若是配伍不当，或长期应用，出现燥热之症则应停止使用。同样，三叉神经痛、面瘫、偏头痛病者，也常用蜈蚣、全蝎（止痉散），如是阴血虚，痰热甚，应在配伍相当的处方中小剂量地用，不宜长期大量服用。

二要辨病地用。临床上风湿性关节炎、类风湿关节炎，乃至痛风、强直性脊柱炎等，这类病症往往用大量的蜈蚣，全蝎、蛇类去搜风通络，这种不辨病用虫类药，未必能取效。比如类风湿关节炎，它是结缔组织病，通俗的比喻是关节囊腔中的"润滑油"有问题。如一味用虫类药疗效是不好的，多数病人出现燥血伤津的表现。痛风病不宜用，因为它是血尿酸高，应找别的治疗途径。风湿性关节炎、强直性脊椎炎可以应用但需配伍得当，不能滥用。

三是肝硬化要慎用。肝硬化是一种慢性肝纤维化的器质性病变，应当是不可逆的矛盾，医生只能保护肝，延缓病情发展，而不是用虫类药去活血化瘀，达到软肝的目的。若长期使用虫类药，会对肝造成直接损害，因为虫类药本身的毒性也要靠肝分解，这岂能谈到治疗作用。临床上不少肝硬化病人，尤其是慢性肝损害肝硬化者，更经受不起这种强攻。不少病人长期服用出现一派伤阴化燥的征象，结果反而不理想。

四是肿瘤病人要禁用。我的观点可能是偏见，不能使人接受，但我还是要和盘托出，哪怕受批评也是好的。目前临床上肿瘤病找中医看，多是手术、放疗、化疗之后，要用中药调理。可是我们大多数医生在一张处方中用大量虫类药,名之曰抗瘤。这确实是个误区。笔者认为,肿瘤患者经过手术、放疗、化疗治疗,可谓是恰到好处,与此同时病人的身体也经受了一次严重的打击,恢复体质是至关重要的。如果中药不是合情合理地调补身体,反而用大量虫类药以毒攻毒,这是帮倒忙,所起的只是负面作用。切不可陷入这个误区,要辨证用药,不要唯肿瘤而攻之,否则将铸成大错。

总之,虫类药有可取的一方面,且疗效的确很好,但要应用得当,不然则祸不旋踵,弊端不少,当慎之慎之。(陈瑞春《伤寒实践论》)

古道瘦马体悟

这是一篇很好的很中肯的文章,是已故伤寒名家陈瑞春的遗作。我不止一次地读过,而且在临床中谨遵之。

对于虫类药物的使用也是我临床上的一个特色,但是我的原则是该用则用,能短期用则不长期用。

我早年大约30来岁时,曾用大量蜈蚣(约2.5kg白酒用10余条)泡药酒自饮,几天后,明显感到口干鼻燥,经查阅有关资料,才知是大量蜈蚣的作用。自此对蜈蚣的认识又深了一层。

但观临床上对大量运用蜈蚣虫类药不良反应的文章却少见,反而大量用蜈蚣等虫类药文章比比皆是,尤是在治疗痹证和癌症中更是泛滥,从而导致病人病情严重和早逝而不知缘故。对此,有必要重温陈先生的文章,提高警惕,以避免误治,关爱生命。

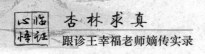

麻黄原有缩尿功能

 古道瘦马体悟

　　最近治疗了一例颈椎增生的病人，吃药后引起了意外的反映。该病人是颈椎增生压迫神经引起的疼痛，我用了经方葛根汤加减治疗，其方为：葛根100g，麻黄30g，桂枝30g，赤芍、白芍各30g，鸡血藤30g，海桐皮15g，片姜黄15g，羌活15g，生姜6片，大枣6枚，生甘草30g，血竭6g。7剂。

　　服后疼痛大减，效果很好。病人复诊时，一见面就说好，但是话语紧接就是一转，说：好了上头，难了下头，吃药后，小便困难，几近难出。我一听，认为不会吧，连忙翻出案底，看了半天，觉得葛根汤对证，没有什么问题。怎么能引起小便难呢？反复思之，再观药方，突然领悟，问题出在麻黄上了。量太大了，故然麻黄有开表止痛作用，但也有缩尿作用。回想自己在治疗小儿遗尿中，必用麻黄止尿，效果很好，联想到此，一定是麻黄的作用。二诊去掉麻黄，再服，结果小便犹如泉涌，恢复自然。由此想到偶然中含有必然，又多此一知，故记之。

猪肉可以治大病起沉疴

　　猪肉作为营养看馔之品，人人皆知，但是说猪肉能起沉疴治大病，听后恐怕使人生疑，难于相信。其实，这是少见多怪，在中医有识人士的眼中，猪肉不仅是美味佳肴，在某些情况下，于治疗上还有其特殊的价值。纵观医史，泛览古今用猪肉治病之例比比皆是。历史上医圣张仲景就用猪肤汤治少阴病下利、咽痛、胸满、心烦之说。猪肤就是猪皮。

当代《江苏中医》杂志也可以看到介绍用猪肤汤治愈一例吴姓音哑4个月的报道。

《续名医类案》曾载：汪赤匡治张姓，夏月途行受暑，医药半月，水浆不入，大便不通，唇焦舌黑，骨立皮干，目合肢冷，诊脉模糊，此因邪热熏灼，津血已枯，形肉将脱，亡可立待。若仅以草根树皮滋养气血，何能速生？于是嘱市猪肉四两，粳米三合，煮汁一碗。另以梨汁一杯，蜜半杯，与米肉汁和匀，一昼夜呷尽，目微开，手足微动，喉间微作呻吟。如是三日，唇舌转润，退去黑壳一层，始开目能言，是夜下燥屎，稍应指，再与养阴，匝月而愈。

现代已故名医沈仲圭认为："猪肉专滋肝肾之阴，热性病后，津血不复，以致胃呆便闭，骨立皮干者，乃极适应之食饵疗法，岂可狃于时令病后，忌食鱼肉之戒，而坐视病体之衰羸于不顾哉？"

王孟英在论及肉之功用时，认为猪肉能补肾液，充胃汁，滋肝阴，润肌肤，利二便，止消渴，起尪羸。用猪肉煮汤，吹去油饮，治疗液干难产，津枯血夺，火灼燥渴，干咳便秘者。

更有徐究仁，曾治久痢，夜热昏谵，口噤唇朱，现阴竭阳浮之状，治以猪肤汤。用火腿皮，浓煎如胶汁，2日痢减，辅以他方，匝月。痊愈。足见猪肉养胃滋阴，清热之功之卓著。

越医季明昌先生曾专门撰文论述用猪肉治病之经验。其曰：曾用猪肉施治于胃癌后期，而收到改善临床症状、延长寿命的效果。

1982年7月4日，一胃癌后期女性患者赵杏凤，年50岁，经某医院确诊为胃癌，住入该院。原想手术，但是打开腹腔后，发现已属晚期，且有转移，未能行手术切除而缝合复原，继而进行对症、支持疗法一段时间后，因未见明显好转而出院，并嘱办后事。

出院后，疼痛加剧，邀余诊治。症见舌光如镜，红绛干涸，呕逆，饮食不进，消瘦疲惫，精神极度虚弱，语言无力，两目无神，诊脉细弱，大便少而脓血状，症颇危笃。

此时如果单赖一般滋阴生津之药，恐难胜病，治颇棘手。感于病家之信任，遂施以西洋参、白术、炙甘草、白芍、黄连、延胡索、麦冬、生地黄、藤梨根、炙黄芪以益气扶元，清热养阴之法。并嘱另取五花猪肉200g，粳米100g，煎煮取汁，与药汁混合饮服。

5剂后，疼痛减轻，精神好转，目显示有神，并能饮食稀粥。其丈夫欢喜之余，感激不已。

经上方加减出入共15诊，服药80余剂（其中前8诊均用猪肉）后，已能步行上街，每餐能吃一碗软饭，精神、面色等好转，疼痛基本消除，舌转薄润，质仍偏红，唯有时咽喉仍有阻塞感，但能吞咽。再以益气、健脾、养胃等调治月余而停诊。后据其亲戚讲，赵杏凤现在身体尚好，能抱小孩、做家务事等。直至1984年2月7日复发恶化而谢世。

纵观此案例，虽未能根愈其绝症，然改善了临床症状，延长了年余之寿命。

再如治一张姓，男，62岁，因干咳无痰2个月余，更医有二，或止咳化痰，或润肺止咳，或注射青、链霉素等抗生素，皆是罔效。

诊其脉细数，重按无力，舌质偏红欠润，咳时胸胁作痛，便干不畅，并自述因于咳嗽而忌食荤腥肉食。

余曰：肺燥阴虚致咳，亟须滋润，何忌于食肉？于是在润肺止咳剂中，嘱煎煮五花猪肉200g取汁，与药汁和匀饮服。

病者初为惊疑，经劝说后虽照服，但仍半疑。3剂后，咳减见痰而畅，此肺燥得肉之润，阴虚得肉之滋，与药汁互济，而遂咳减。此时病者才信服矣。

诚如《本草备要》所说："猪肉生痰。唯风、湿痰、寒痰忌之，如老人燥痰干咳，更须肥浓以滋润之，不可执泥于猪肉生痰之说也。"汪氏认为：诸家（食忌猪肉）之说，稽之于古训则无征，试之于今人则不验，徒令食忌，不足取信于后世。

又治一23岁、男性肺结核患者，来诊时，骨瘦如柴，潮热咳嗽，脉弦细无力，舌红苔薄，观其他医仍用大量抗结核药攻邪，病不但不减，反而日趋加重。求医于吾，我认为阴虚过重，正不抗邪，加之药物过多，已不能吃药，于是改弦易张，先救本，后祛邪，以食疗为主，令其每日到饭馆专吃高汤做的生尜丸子汤，15 天后，体质好转，改用汤药，3 个月治愈。此案之所以取得成功，猪肉汤功不可没。

猪肉功能滋阴润燥，凡热病伤津，或慢性病阴虚燥热，或肺燥干咳，或津枯便秘者皆可服之，在某种情况下，"猪肉起沉疴治大病"并非夸言，唯对病初而风寒，非阴虚、燥热、津伤者，非所宜也。此法治病不可不知。

附：猪肤汤医案

张石顽（清初医学家，名璐，字路玉，号石顽老人）治一人。素禀阴虚多火，且有脾约便血证。十月间患冬温，发热咽痛，医用麻仁、杏仁、半夏、枳壳、橘皮之类，遂喘逆倚息不得卧，声飒如哑，头面赤热，手足逆冷，右手寸关虚大微数，此热伤手太阴气分也，与玉竹、甘草等，均不应，为制猪肤汤一瓯，令隔汤顿热，不时饮服，3 日声清，终剂而愈。

猪肤 500g，白蜜 90g，米粉 90g。

[蓼笙注] 本案为虚火上亢咽痛证。患者阴虚多火，又有脾约下血症，则津液不足可知。又患冬温发热，易于伤津之病，而用半夏、枳壳、橘皮等辛温之味，使阴分更伤，故服后更增喘逆声哑等病变。最后为制猪肤汤，终剂而愈，足见本方确有独特的疗效。猪肤性味咸寒入肾，滋肾水而清热润燥；白蜜甘寒润肺，清上炎之虚火而利咽；米粉甘缓和中，扶脾止利，使下利止，津液来复，虚火降敛，则咽病胸满心烦诸症，均可消除，为治少阴热化，津液下泄，虚火上炎之良方。少阴随热下注，不能上升，故心烦咽痛，如近世所称的白喉症。白喉忌表，不可发汗，亦不可下，当一意清润，仲景猪肤汤实开其先。咽痛一症，在少阴有寒有热，痛而肿者为热症，不肿而痛者为寒症，此为辨证要点。

论治老年便秘之经验

老年人便秘虽然不是一种单独的疾病，但却是一个临床中常见的最容易

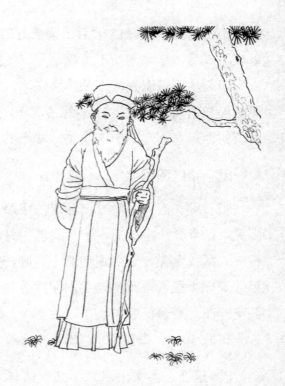

发生的症状。之所以产生这种现象，主要是由于老年人腹部肌肉松弛，直肠肌萎缩，张力减退，肠蠕动减慢，加之老年人进食、饮水少，又缺少粗纤维食物，所以就容易造成便秘。

便秘使老年人十分痛苦，轻则没有食欲，令人心烦、易怒。重者对于患有高血压、心脏病、脑血管疾病的老年人更易造成疾病突然恶化，随时都有危及生命的危险。因此，老年人的便秘不可轻视。

治疗老年人的便秘，不但是为解除他们的痛苦，也是老年人健康长寿的一个要素。古代医学家在谈养生之道时说："欲得长生，肠中常清""欲得不死，肠中无滓""若要衍生，肠胃要清"。意思是说，保持大便通畅而无积滞，不但可以减少疾病，更能延缓衰老，令人健康长寿。

老年性便秘一病，常反复迁延不愈，使用泻药虽能解一时之忧，然常致愈泻愈结，愈结愈重，使人痛苦不堪。通过多年的临床实践，王老师认为，本病多因虚所致，故应治宜补虚为主，根据患者具体病情，可以细辨为气血阴阳虚损，运用不同方药施治，取效甚佳。

1. 气虚便秘

症见大便干结如栗，尤其是便头特硬，临厕无力努挣，挣则汗出气短，面色黄白，神疲气怯，舌质淡胖有齿痕，苔白，脉弱。

王老师常选用补中益气汤加减治疗，以益气通便。补中益气汤全方具有补气升阳，健脾生津之功，尤其是方中白术，必须重用生白术可至60～150g，取其既可健脾益气，又可滑润通便。同时加用枳壳30g和炒莱菔子 50g，取其温和宽肠理气消食之效，而无大黄、番泻叶之类的破气之弊。两药相合，通补兼备，效果卓著。

⦿验案⦿　窦某，男，75岁。有糖尿病，多年便秘，1周1次，枯如羊屎，尤其是便头干硬，排便虚努难出，每每汗多乏力。平素面色苍白，动则易喘，舌淡胖苔薄白，脉弱。处方：黄芪30g，白晒参10g，当归30g，生白术120g，陈皮10g，升麻6g，柴胡6g，炙甘草10g，炒莱菔子50g，枳壳30g。1剂便通，3剂后，多年痼疾消失。坚持服药15天巩固，随访1年多，大便保持正常。

2. 血虚便秘

症见大便秘结，面色苍白无华，唇甲苍白，眼睑淡白，心悸，头晕，舌淡而瘦小无津，脉细弱无力。

王老师常用首乌四物汤以养血通便。其组成为生何首乌 30g，生地黄 30g，当归 100g，生白芍 30g，川芎 10g，炒莱菔子 50g，桃仁、杏仁各 10g，大枣 10 枚。方中：生何首乌、生地黄、当归、生白芍、大枣补血养血以润燥；炒莱菔子、杏仁理气消食，助其下行，防其壅滞。尤其要重用当归，一般不得低于 60g 为宜。上述诸药合用，解血虚所致之肠燥便秘，常取佳效。

⦿验案⦿　肖某，女，80岁，人干瘦，头晕，乏力，能食不长肉，舌瘦红，苔薄近无，大便干结，1周左右解1次，干涩难出，艰难无比。脉沉细无力。处方：生何首乌30g，生地黄、熟地黄各30g，当归100g，生白芍30g，川芎10g，炒莱菔子50g，桃仁、杏仁各10g，大枣10枚。用精乌汤。服药3剂后大便通畅，连服药1个月，逐渐正常，全身状况大为改善，面唇红色，精力充沛，头晕消失。大便每日1次，色黄易排。嘱常服浓缩当归丸善后。

3. 阳虚便秘

症见大便秘结，面色苍白，时作眩晕，心悸，甚则少腹冷，小便清长，腰膝酸软，畏寒肢冷。舌质淡胖，苔白润，脉沉迟。

王老师常用《景岳全书》之名方济川煎二仙汤加减治疗，以温补肾阳，润肠通便。方中重用肉苁蓉60～150g，取其温而不燥，补肾通便之功。并常加菟丝子、沙苑子以为其佐，温阳润肠通便。阳虚甚者则加制附子，俾使肾阳复则大便通。

验案 段某，男，86岁。人白胖，常头晕，怕冷，夜尿多，近因大便秘结多日，痛苦异常，遂来就诊。刻诊：面白浮胀，动作迟钝，言语艰涩，手常抱腹，诉手足冷，大便秘结，小便清长，舌淡苔薄白，脉微弱。处方：淫羊藿30g，仙茅10g，巴戟天15g，肉苁蓉100g，怀牛膝30g，当归15g，升麻6g，菟丝子30g，沙苑子30g，制附子6g，炒莱菔子50g。1剂肢温，3剂便通，原方去升麻、制附子，再加黄芪、桃仁、川芎等益气活血之药调治15天，诸症悉除。

4．阴虚便秘

症见大便干结，状如羊屎，口干少津，神疲纳呆，或见五心热，盗汗。舌红，少苔，脉细数。

王老师喜用增液汤加减治疗，以滋阴增液，润肠通便。俾使阴虚证除，津液复，便秘可解。方中玄参、麦冬、生地黄，滋肺、胃、肾之阴液，且可润肠。王老师强调其中的生地黄一定要大量，150～500g，量小效果不好，且生地黄大量无危险。

验案 霍某，82岁，离休老干部。平素有高血压、高血脂病史。嗜食辛辣之品，时有头晕面赤，口干舌燥，失眠多梦，大便十数日1次，舌光红无苔，脉细数，血压180/100mmHg，血糖18 2mmol/L。处方：生地黄300g，玄参30g，天冬30g，石斛15g，知母10g，决明子30g，白芍30g，肉桂6g，炒莱菔子50g。服1剂，大便即通，失眠好转，坚持服药1个月，大便通畅，头晕消失，口干舌燥已无，血压降至正常，血糖维持在6.2mmol/L左右。嘱平素以一味生地黄水煎当茶饮，此后再无便秘之患。

在治疗老年便秘中，王老师不管什么型便秘，都要加入炒莱菔子，以增加动力，安全可靠，效果显著。

血府逐瘀汤是治怪病之灵方

古道瘦马体悟

　　近日读书看到吴文鹏老中医的几则医案，颇有同感。吴老在谈到运用血府逐瘀汤时说："通过有关病历的观察，凡内科杂病治之不愈者，皆可考虑有关瘀血之凝滞，根据笔者数十年临床经验，确药简效宏，很值得探讨。"

　　这是一个行医50多年的老中医之真言。我治医近40年，对运用血府逐瘀汤亦有同感。在治疗各种杂病中，遇到一些疑难怪病时，在百法不灵，百方不效时，启用此汤后，常常是柳暗花明，出奇制胜。

　　我的心得体会是，对有些疾病，患者症状诸多，查无实据者（即各种理化检查均正常，西医认为无病），中医又分类不明时，就用血府逐瘀汤，往往能取得很好的效果。在运用此汤时不一定非要有瘀血指征，可以考虑从怪瘀多瘀的理论治之。实际上此类病多是西医上说的神经官能症，对这个病的治疗，血府逐瘀汤是很有效的，也就是说其有调整神经官能症的作用。再强调一下，使用此方的关键是：①症状诸多，查无实据；②多方不效，方证不明。

　　验案1　　周某，女，36岁，石家庄桥西区市场街某厂化验员。低热延绵数月，经医院多方检查，已排除肺结核、风湿、尿道感染及肝疾病引起的低热。同时，在治疗上也用了各种方法，俱不见效，后来我所就诊。查体：唇痿，舌青苔薄白，面容消瘦，无力，时有口干感，饮而不解，腹痛，外表正常。

仲景云"腹不满，其人言我满，为有瘀血"，瘀热内阻，气血乖逆，故低热，腹满，口唇舌为血华之处，唇痿、舌青是血脉瘀之证候。

治疗：血府逐瘀汤加马鞭草，服至 5 剂后加生石膏，又服 10 剂，热退，腹满亦消，症悉除而告愈。(《吴文鹏医案》)

验案2 赵某，女，34岁，桥东副食厂工人。经来淋沥10余天才净，二三年经量渐多且伴有全身不适，如乳房发胀，腹痛，经来有块，色黑紫，平日潮热。烦躁，曾用归脾汤、柴胡疏肝饮、逍遥散等交替治疗，均无效。因血海本有蓄热，归脾太早，则滞而不化。查体：患者脉紧而弦，舌红紫，苔薄。

治疗：非王氏妙法不可奏效，故选用血府逐瘀汤，加生地黄、柴胡连服十余剂而愈。(《吴文鹏医案》)

验案3 章某，女，34岁，石家庄某医院护士。患者因面部色素沉着，经内科检查无明显阳性病症发现，而转入我所治疗。查体：患者脸容黧黑，如蒙灰尘，暗晦不泽，乃瘀阻窍络所致，故证兼痛经，手心热，口干，多梦。

治疗：用血府逐瘀汤加水蛭粉（吞服），颇见效，脸部黑色渐褪化，连续服药 20 余剂痊愈。(《吴文鹏医案》)

验案4 刘某，男，35岁，省某建二处干部。顽固性失眠数年，每于夏季尤剧，有时彻夜不眠，初服安眠药尚见效，日长则无效，近头部觉有异物笼罩，思想不易集中，压力甚大，影响工作和学习。根据以上情况，"阳气不能下达阴血之分，故目不瞑"。查体：脉弦涩，舌紫。

治疗：瘀滞窍络，夜不能睡，用安神养心药治疗不效，方用血府汤，原方血府逐瘀汤加远志 6g，炒枣仁 25g，瓜蒌 9g，茯神 9g。水煎服，10 剂而愈。(吴文鹏《五十年行医心得》)

读《专家的看病绝招》有感

最近读了一本有关中医的书，名字叫《江河湖海之医道》，其中有一篇文章读来令人沉思不已。还是先看原文，再疑义相与析，奇文共欣赏。

我们读书的时候，老师告诉我们说，学中医，跟师很重要。于是，我们就被安排去跟师。

我的运气很好，被安排到一位非常知名的妇科专家章老师那里抄方。章老师擅疗月经不调、痛经、闭经、更年期综合征、保胎、不孕症、子宫肌瘤、卵巢囊肿，后来成为了全国名老中医药专家学术经验继承工作指导老师，也就说是全国名专家了。

每天跟章老师抄方的有 4 个，其中 2 个是她带的硕士研究生，专门负责写门诊病历。其实，她们写的不能算是真正的门诊病历，就是记录患者的就诊时间及主诉而已。而我和另一个就是给她写处方。

老师拿起患者的门诊病历，叫了患者的姓名。患者就从研究生那边转移到她旁边的凳子上。她眼睛瞟着研究生记录的主诉，右手的 3 个手指头按着患者的寸关尺，然后叫患者伸出舌头，她瞟了一眼，就立即吩咐我们："一号方加黄芪 30g，郁金 20g。"我们就按她的吩咐在处方上写着。接着就是下一个。一个上午的 3 个多小时，143 个病人就这么被打发走了。我们呢，就是反复写："一号方加某某多少克、某某多少克；二号方加某某多少克、某某多少克；三号方加某某多少克、某某多少克；四号方加某某多少克、某某多少克。"143 个病人也就是这 4 个方加味就搞定了。接下来的每一天都是这样——都是这 4 个方加味搞定的。

后来，我们弄清楚了这 4 个基本方的组成，一号方是逍遥散；二号方是八珍汤；三号方是理中汤加桃仁、红花、龟甲、牡蛎；四号方是小陷胸汤加柴胡疏肝散。凡是月经不调、痛经、闭经、更年期综合征等她就用一号方加味；凡是保胎就用二号方加味；子宫肌瘤、卵巢囊肿、附件囊肿等就用三号方加味；凡是不孕症是四号方加味。

日复一日、月复一月、年复一年，她就是这样反反复复用这4个基本方加味来给患者处方用药的。

原来她在课堂上给学生们讲的阴阳理论、五行理论、气血津液理论、脏腑辨证、整体论治、辨证论治、四气五味、君臣佐使、相生相克皆如浮云。理论是理论，临床是临床，这就是中医最深层的悖论。

这些全国知名的专家们，给学生讲课时都把中医理论抬得非常的高，但等他们自己去看病时，却大多和章老师一样。尽管他们用的基础方不同，但这些名医们的基础方很少超过10个的。大多数就是5个左右。其中有一个看儿科的名医，就只一个荆防败毒散加味就把所有到他那里看病的患者搞定，他每天处理的患者从未少于100位，他曾多次被中医医院请去给医生们讲授他的临床经验呢，当我听了2次后，一看到他就想呕吐。（《江河湖海之医道——中医的悖论》）

这篇文章初读完觉得好笑，细思起来还真是那么回事。尽管作者对这样的中医颇有微词和不满，我们尚且不管，仅看对某些中医的画像还是满真的，不说入木三分，也八九不离十。

很多中医行医一辈，最后也就是靠几张方子来回加减。专科尤其是这样，不奇怪。

我始终认为中医是经验医学。没有什么太深奥的地方。混日子，不求上进地守住几张方子来回加减和资历名声就够了；水平高的，能力强的无非是记住百十个方子，来回加减也就足够应付一切病证了。这是事实，这也说明阴阳五行的辨证施治不好用，倒不如汤方辨证来的痛快和有效。

但是，现实中很多人不信这一套，迷信阴阳五行辨证施治，不去钻研探讨汤方辨证施治。我一生看病分两个阶段，年轻时用辨证施治，疗效不高；年老时用汤方辨证疗效卓然。这就是古人说的"执一法，不如守一方"的道理，所以，我希望年轻的中医，从这篇文章中看出些名堂来，真正认识汤方辨证的价值。这是我的一点偏颇之见，望大家讨论，以正视听。

肾功能障碍的早期特证舌苔厚腻

最先提出舌苔厚腻是肾功能障碍的观点是江浙老中医张常春先生，其学说价值于临床非常有意义，我在实践工作中运用常获效验。

舌苔厚腻中医历来主病属湿，何谓湿？按字形分析，湿就是三点水加明显的显，即是说人体之中已经积有明显的水了，故舌苔厚腻显然就是体内蓄水的最简单最便捷的证明。

然则水从何方而来？当然是肾失职了。因为谁都明白，人的五脏六腑是既分工，而又相互合作的，用最浅显的话来说，心脏主要负责人体的气血循环，肝主要负责营养制造，脾（即胃肠）主要负责消化吸收，肺主要负责气体交换，而肾则主要负责水液的代谢。已知舌苔厚腻是水湿停滞之征，那么肾失职也就铁证如山不容置辩了。

在《伤寒论》中，讨论舌苔情景的共有四节经文，其中二节关于脏结病，一节为栀子豉汤证，另一节为小柴胡汤证。

如原文说"脏结，舌上白苔滑者，难治""脏结无阳证，不往来寒热，其人反静，舌上苔滑者，不可攻也""心中懊恼，舌上苔者，栀子豉汤主之""胁下硬满，不大便而呕，舌上白苔者，可与小柴胡汤"。此四节经文均没有提及与蓄水证有关。

我推想，是否是仲景遗漏或疏忽了？或仲景竟认为仅以小便不利已足以说明蓄水的病机，舌苔厚腻犹如赘疣，不值得一提？但是，倘若从实践的观点来看，我觉得以舌苔厚或厚腻提示肾的功能状态，意义并不亚于消渴和小便不利。

通过观察，不少肾病均表现有舌苔较厚或厚腻，特别是肾结石和肾囊肿患者，其舌苔大多较厚，而服用五苓散（酌去桂枝）或猪苓汤（去阿胶）及石韦、萹蓄、地肤子、薏苡仁、黄柏、夏枯草等一段时间，常常能使厚腻的舌苔逐渐退化，随之结石和囊肿也就冰消瓦解云尽雾散了。况在治疗中，结石往往不必从尿道而出，或缩小，或溶解，鄙意可能随着水湿的消除，肾功能恢复了正常，其中的增生物必将无地自容。这好比社会进步了，人们觉悟了，不良的盗窃团伙就没有了立足之地一样。

例如赵某，男，30余岁，旅居意大利，主诉患肾结石已多年，时常腰痛发作，且向胁腹部放射，服用排石颗粒无数，迄未收效，左侧肾区显著捶击痛，舌苔厚腻。给予上述利水行湿方药为主，随症加减，并嘱严格节制饮食，忌进鱼肉、豆腐及酸甜水果。服药7剂后，舌苔厚而不腻，自觉已无腰痛，捶击痛也明显减轻；续服7剂，捶痛基本消失，但舌苔仍厚；总共28剂后复查，未见结石存在。

又如瑞安下镇陈敏女士，嫁瓯海仙岩街道岩下村王朝晖为妻，在意大利开设制衣工厂。陈女士经B超检查得知肾长了囊肿，忧心忡忡，鄙人观其舌苔较厚，慰之曰：此无妨，中药多能愈之。遂投上述利尿行湿之品，服毕30剂后其苔已少，复查囊肿早无踪影。

再如温州法华禅寺释则安法师，常感腰膝酸软，别无他恙，吾见其舌苔厚腻，右侧肾区叩击痛，谓当是肾功能不良，也投予上方。法师颇信鄙人，乃坚持服用，1个月后腻苔已化，肾区叩痛也消，腰膝强健如初，遂将处方广传信徒，据云众人服之均效，鄙意此或心理暗示使然也。

当然，某些消化不良者，由于食欲缺乏，舌体运动和机械摩擦减少，也易使食物残渣堆积于舌面成为苔垢，但必定具有胃肠疾病的其他症状，不难鉴别。况且即使属于肠胃病变，使用渗湿行水的药物也是有利无弊。由此道来，以舌苔厚或厚腻作为判定蓄水之渐或肾功能障碍的早期特征，借以指导和制订治疗方针具有一定的实用价值，应引起我们足够的重视。

（张长春《伤寒论临证杂录》）

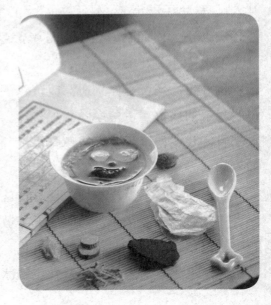

附录一 中药蜜丸的制作方法

蜜丸是中医临床应用最为广泛的一种中成药，然而，现在无论是城市还是乡村，能制作蜜丸的中药店却越来越少了，即便有，制作的费用也相当昂贵，这不可不说是一件憾事。事实上，蜜丸的制作方法并不复杂，如果需要，我们在日常生活中便完全有条件自己进行制作。基于此，笔者特意查阅了相关书籍及网络信息，编撰整理成这篇文章，希望对广大中医同仁及患者朋友们能有所帮助。

蜜丸是将打粉机打好的药物细粉用炼制过的蜂蜜为黏合剂所制成的可塑性固体丸剂，由于蜂蜜具润肺止咳、润肠通便、补中缓急、润燥解毒等作用，可与主药相辅相成，增进疗效，所以尤其适宜于制作补益类中成药；又由于蜜丸味甜能矫正药味，且质软可塑，制成的丸粒圆整光洁，柔软滋润，并可任意改成小粒服用，也可用水化开饮服，所以又适宜于制成小儿中成药；另外，蜂蜜炼制后黏合力强，能有效地黏附药物，且与药粉混合后丸块表面不易硬化，崩解缓慢，且作用持久（丸者缓也），便于保存药性，避免药物有效成分的氧化变质和散失损坏，保持中药固有的气味特征，所以，临床上多用蜂蜜作为黏合剂。此外，含有牛黄、麝香、冰片及苏合香等贵重细料或容易挥发的药物，也常制成蜜丸服用。一般丸重 0.5g 以上的称大蜜丸，0.5g 以下的称小蜜丸。

手工制作中药蜜丸，主要工艺如下。

1. 配方与打粉

将按配方抓好的药物细火烘焙或曝晒干燥后，用打粉机打成细粉，制丸前装入消毒盆内备用。

2. 配蜜

配蜜即以药粉的重量按 1：（1.2～1.5）的比例配好蜂蜜（如 1000g 药粉，配备 1200～1500g 蜂蜜，若药料中含糖质、胶质或淀粉较多的，则以 1：（1～1.2）的比例配备即可）。

3. 炼蜜

炼蜜即熬炼蜂蜜，炼蜜的目的是去除杂质，破坏酵素，杀灭细菌，蒸发水分，增强黏性。炼蜜时先用武火熬沸，然后改为文火慢熬，同时在旁边放一碗凉水，并注意观察蜂蜜的颜色，当发现蜂蜜泛黄沫时，用一根竹筷在蜂蜜中沾上一滴，然后把竹筷挪到凉水碗上方，让蜂蜜滴入水中，如果蜂蜜在水中不散开而沉底（即"滴水成珠"），蜂蜜就算炼好了（如果蜂蜜炼不到火候，就做不了药丸，当然，太过火也不好，所以一定掌握火候）。炼蜜分为 3 种，即嫩蜜、中蜜和老蜜。嫩蜜是将生蜜加热煮沸直到温度达到 105～115℃，过滤去沫即成，其颜色变化不显著，失水量较少，稍带黏性，适用于含较多淀粉、黏液质、糖类、脂肪等黏性较大的药材制丸；中蜜是将生蜜加热熬沸较长时间或将嫩蜜继续加热至 116～118℃，泡沫呈浅红色光泽，手捻有黏性，但不能拉成长的白丝，适用于含部分黏性或部分纤维的药材制丸；老蜜是将生蜜加热更长的时间或将嫩蜜、中蜜继续加热至 119～122℃，使水分充分蒸发，气泡呈红棕色，有光泽，手捻甚黏，且可拉出白丝，适用于含多量纤维性或矿物等黏性较差的药材制丸。制蜜丸大多使用中蜜，1000g 蜂蜜大约能出炼蜜 800g 左右，1000g 中药粉，大约须用炼好的蜂蜜 1200g 左右。

4. 调药与和药

将熬炼好的蜂蜜用勺子倒入消毒盆盛装的药粉内，同时用粗竹筷在药粉内搅拌，就像平时做饺子前加水和面一样，边倒蜂蜜边调药粉，当基本上看不到干药粉时停止加蜜（注意不能加得太多，蜜多了药丸不易成形）。如果开始时蜂蜜的总量没掌握好，此时在调蜜时就可根据药粉的干湿度来补救。调好后，像和面一样将药和蜜在消毒盆内和成团状。

5. 搓条与和丸

为避免药团粘手或粘器具，搓条与和丸时可用少量甘油、芝麻油或花生油等点于掌心进行，这样不仅不易粘，还能使丸药圆滑光亮。如按每粒丸药重 10g 计算，一料共重 3000g，就要做成 300 粒。可将和好的药团分为三坨，每坨再分为 5 小坨，每小坨搓条后，切为 20 节，每节搓 1 丸即可，余皆准此。

6. 包装与贮藏

制成的蜜丸，外形圆整光滑，表面致密滋润，无可见纤维或其他异色点，待药丸发汗，外表变硬，然后用蜡纸、玻璃纸、塑料袋或蜡壳等包好，贮存于阴凉干燥处。

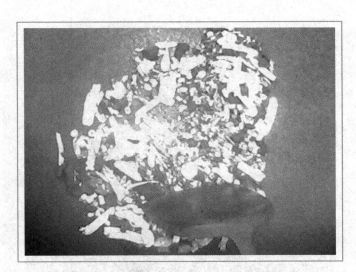

★ 中药饮片细火烘焙或暴晒干燥

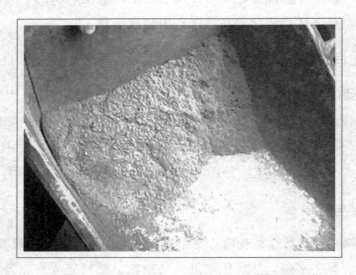

★ 干燥冷却后用打粉机打成细粉

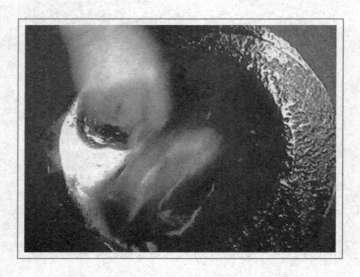

★ 配蜜与炼蜜（要注意用量及火候）

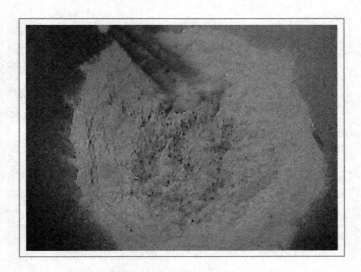

★ 调药搅拌（必须充分拌匀湿透）

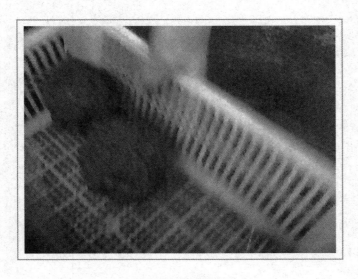

★ 和药揉团

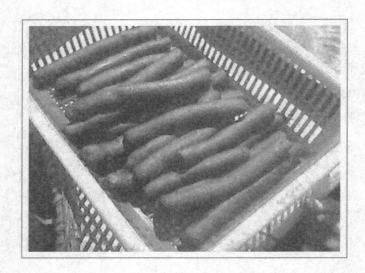

★ 搓　条

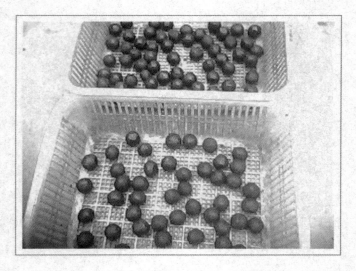

★ 和　丸

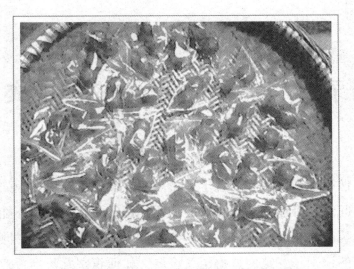

★ 包装（待发汗，外表变硬，方可包装消毒）

附录二　如何判断丸药是否变质

　　丸药的保存应密闭防潮，置于室内阴凉干燥处，但往往因为存放方式不当或存放时间过长等原因，导致腐败变质。已经变质的丸药不能再服用，因为变质的丸药已完全失去药效，不但不能治病，还可能引起新的疾病。所以，对变质丸药的识别与鉴定便显得至关重要。如何识别丸药是否变质呢？除了查看其生产日期外，还可以从以下 3 个方面入手。

1. 看

　　首先看其外部的包裹物是否异常，如果外包装小纸盒或蜡壳已经霉变，那么里面的丸物十有八九也已经不新鲜了；其次看其外观色泽，正常的蜜丸表面应该光滑圆润，呈棕黄色或黑棕色，以朱砂为衣或金箔为衣时分别呈朱红色或金黄色，但贮存日久或包装不严密的蜜丸，可因其水分的失去而变硬，表面无光滑润泽感，贮存不当或制作不卫生时，亦常常会有生虫或霉变现象。

2. 嗅

　　正常新鲜的丸药有一股特殊的中药香味，如果是蜜丸，还应当有蜜的香味。如果药丸有怪味、酸腐味而没有正常的中药味，则表示已经变质。

3. 尝

　　直接用嘴尝，通过味觉予以判断。正常的药丸药味浓郁，变质的药丸有酸腐味，无发粘感，晨起空腹服药时，感觉更是如此。

值得期待的中医临床力作
中国科技版广受欢迎的中医原创作品

书 名	作 者	定 价
用药传奇：中医不传之秘在于量	王幸福	￥29.50
杏林薪传：一位中医师的不传之秘	王幸福	￥29.50
医灯续传：一位中医世家的临证真经	王幸福	￥29.50
杏林求真：跟诊王幸福老师嫡传实录	王幸福	￥29.50
临证传奇：中医消化病实战巡讲录	王幸福	￥29.50
王光宇精准脉学带教录	王光宇	￥29.50
医林求效：杏林一翁临证经验集录	王 军	￥26.50
医门推敲·壹：中医鬼谷子杏林实践录	张胜兵	￥26.50
医门推敲·贰：中医鬼谷子杏林实践录	张胜兵	￥29.50
医门推敲·叁：中医鬼谷子医理纵横术	张胜兵	￥35.00
针灸经外奇穴图谱	郝金凯	￥182.00
人体经筋循行地图	刘春山	￥59.00
中医脉诊秘诀：脉诊一学就通的奥秘	张湖德等	￥29.50
朱良春精方治验实录	朱建平	￥26.50
中医名家肿瘤证治精析	李济仁	￥29.50
李济仁痹证通论	李济仁等	￥29.50
国医大师验方秘方精选	张 勋等	￥29.50
杏林阐微：三代中医临证心得家传	关 松	￥29.50
脉法捷要：带您回归正统脉法之路	刘建立	￥26.50
药性琐谈：本草习性精研笔记	江海涛	￥29.50
伤寒琐论：正邪相争话伤寒	江海涛	￥29.50
医方拾遗：一位基层中医师的临床经验	田丰辉	￥26.50
深层针灸：四十年针灸临证实录	毛振玉	￥26.50
杏林心语：一位中医骨伤医师的临证心得	王家祥	￥26.50
医术推求：用药如用兵杂感	吴生雄	￥29.50

书　名	作　者	定　价
杏林发微：杂案验案体悟随笔	余泽运	￥29.50
杏林碎金录：30 年皮外科秘典真传	徐 书	￥29.50
医海存真：医海之水源于泉	许太海	￥29.50
医门微言：凤翅堂中医稿（第一辑）	樊正阳	￥29.50
医门微言：凤翅堂中医稿（第二辑）	樊正阳	￥29.50
医门凿眼：心法真传与治验录	樊正阳	￥29.50
医门锁钥：《伤寒论》方证探要	樊正阳	￥29.50
中医传薪录：华夏中医拾珍（第一辑）	王家祥	￥29.50
中医传薪录：华夏中医拾珍（第二辑）	樊正阳	￥29.50
中医传薪录：华夏中医拾珍（第三辑）	孙洪彪	￥29.50
中医传薪录：华夏中医拾珍（第四辑）	孙洪彪	￥29.50
医道求真·壹：临床医案笔记	吴南京	￥29.50
医道求真·贰：临床心得笔记	吴南京	￥29.50
医道求真·叁：用药心得笔记	吴南京	￥29.50
医道求真·肆：中医学习笔记	吴南京	￥29.50
医道存真·壹：抗癌心得笔记	吴南京	￥29.50
医道存真·贰：孕产育儿笔记	吴南京	￥29.50
医道存真·叁：中医传承笔记	吴南京	￥29.50
医道存真·肆：理法方药笔记	吴南京	￥29.50
中医秘传疼痛灵验妙方大全	王惟恒	￥49.50
疑难病秘验精方大全	王惟恒	￥49.50
古本易筋经十二势导引法	严蔚冰等	￥36.00
治癌实录	吴 锦	￥28.00
治癌实录 2	吴 锦	￥28.00
病因赋白话讲记	曾培杰等	￥22.00
岭南药王	曾培杰等	￥18.00
伤精病象因	曾培杰等	￥22.00
四君子	曾培杰等	￥22.00
杏林访师记	曾培杰等	￥22.00

全国各大书店及网上书店均有销售

编辑热线：010-63581131，QQ：853932796，微信：lvye317